互联网+乡村医生培训教材

总主编 何清湖 宋春生

U0343406

中医基本理论

（供乡村医生、全科医生等基层医护人员用）

主编 张庆祥 贾钰华

全国百佳图书出版单位
中国中医药出版社
·北 京·

图书在版编目（CIP）数据

中医基本理论 / 张庆祥，贾钰华主编 .–– 北京：中国中医药出版社，2021.4

互联网＋乡村医生培训教材

ISBN 978 – 7 – 5132 – 6387 – 0

Ⅰ.①中…　Ⅱ.①张…②贾…　Ⅲ.①中医医学基础 – 职业培训 – 教材

Ⅳ.① R22

中国版本图书馆 CIP 数据核字（2020）第 152038 号

中国中医药出版社出版

北京经济技术开发区科创十三街 31 号院二区 8 号楼

邮政编码　100176

传真　010–64405721

河北省武强县画业有限责任公司印刷

各地新华书店经销

开本 787×1092　1/16　印张 11.5　字数 223 千字

2021 年 4 月第 1 版　2021 年 4 月第 1 次印刷

书号　ISBN 978 – 7 – 5132 – 6387 – 0

定价　45.00 元

网址　www.cptcm.com

社 长 热 线　010–64405720

购 书 热 线　010–89535836

维 权 打 假　010–64405753

微信服务号　zgzyycbs

微商城网址　https://kdt.im/LIdUGr

官 方 微 博　http://e.weibo.com/cptcm

天猫旗舰店网址　https://zgzyycbs.tmall.com

如有印装质量问题请与本社出版部联系（010–64405510）

《中医基本理论》编委会

前　言

习近平总书记指出："没有全民健康，就没有全面小康。"2020年10月，中国共产党第十九届中央委员会第五次全体会议审议通过了《中共中央关于制定国民经济和社会发展第十四个五年规划和二〇三五年远景目标的建议》，其中明确指出："坚持把解决好'三农'问题作为全党工作重中之重，走中国特色社会主义乡村振兴道路，全面实施乡村振兴战略。"

随着社会主义新农村建设的不断推进、医药卫生体制改革的日益深化和农村疾病流行模式的逐步改变，农村居民对乡村医生的整体素质寄予了新的期待，农村卫生工作对乡村医生提出了更高要求。乡村医生是我国医疗卫生服务队伍的重要组成部分，是最贴近亿万农村居民的健康"守护人"，是发展农村医疗卫生事业、保障农村居民健康的重要力量。长期以来，受多种历史条件影响，我国乡村医生业务素养整体不高，乡村医疗服务水平比较低下，与乡村经济蓬勃发展、农村居民医疗卫生服务需求日益增长的速度不相适应。因此，全面加强乡村医生队伍建设，提升乡村医疗服务水平，构建和谐稳固的基层医疗服务体系，是新时代发展对乡村医疗服务提出的新要求，是达到全面实施乡村振兴战略目标的重要内容。

立足国情，紧扣需求，尊重规律，制定实施全面建成小康社会阶段的乡村医生教育规划，强化素质能力培养培训，加快乡村医生队伍向执业（助理）医师转化，提高整体服务水平，逐步缩小城乡基层卫生服务水平的差距，已经成为当前和今后一段时期深化医改、加强农村卫生工作、推进新农村建设、保障和改善民生的一项重要而紧迫的任务。

为全面落实党中央重要决策部署，中国中医药出版社和湖南中医药大学共同策划了《互联网＋乡村医生培训教材》的编写出版工作。旨在通过编写规范化教材，以互联网＋网络远程教学、面授讲座和临床辅导教学相结合等方式，提升乡村医生专业理论水平和临床操作技能，以满足新时代基层人民的健康需求。

为了编写好本套教材，我们前期做了广泛的调研，充分了解了基层乡村医生的切实需求，在此基础上科学设置了本套教材内容体系和分册章目。本套教材共设置了《中医基本理论》《经方临床应用》《中医经典名句》《中医适宜技术》《名医医案导读》《中医名方名药》《中草药辨识与应用》《健康教育中医基本内容》《初级卫生保健》《西医诊疗技能》《常见疾病防治》《危急重症处理》12 本分册，编写过程中注重突出以下"五性"特色。

1. 科学性。力求编写内容符合客观实际，概念、定义、论点正确，论据充分，实践技能操作以卫生部门标准或规范、行业标准、各学会规范指南等为依据，保证内容科学性。

2. 实用性。《互联网＋乡村医生培训教材》主要是针对在职的乡村医生，在教材编写的基本要求和框架下，以实际需求为导向，充分考虑基层医疗"简、便、廉、验"的客观要求，根据乡村医生的切实需求设置教材章目，注重技能水平的提高和规范化。

3. 先进性。医学是一门不断更新的学科，在本套教材的编写过程中尽可能纳入最新的诊疗理念和技术方法，避免理论与实践脱节。

4. 系统性。在明确培训的主要对象是在职乡村医生的基础上，有针对性地设置了培训章节和条目，内容强调六位一体（预防、医疗、康复、保健、计划生育、宣传教育），并充分考虑到学科的知识结构和学员认知结构，注意各章节之间的衔接性、连贯性及渗透性。

5. 启发性。医者意也，要启发悟性，引导乡村医生在培训教育和工作实践中不断发现问题、解决问题，从而在工作中不断提高自己的医疗实践能力。

另外，本套教材在整体展现形式上也有较大创新：以纸质教材为主体，辅以多元化的数字资源，如视频、音频、图片、PPT 等，涵盖理论阐述、临床操作等内容，充分体现互联网＋思维。

　　为了尽可能高标准地编写好全国首套基层医生规范化培训教材，我们公开在全国进行了各分册编写人员的遴选，参编人员主要来自全国各大高校和三级甲等医院中学验俱丰的医学专家、学者。全体编写人员肩负使命与责任，前后历时两年余，反复打磨，在完成教材基本内容的基础上，又完善了教学大纲和训练题库，并丰富了数字教学资源，力求编写出一套以在职乡村医生为主要对象、线上线下相融合的基层医生继续教育精品教材，填补乡村医生规范化培训教材的空白。

　　习近平总书记指出：当今世界正经历百年未有之大变局，我国正处于实现中华民族伟大复兴的关键时期。当前，我国医疗卫生事业发展迎来历史机遇期，进一步转变医学目的，实现我国医疗卫生工作重心下移、战略目标前移，需要全体医务工作者的共同努力。我们真诚希望本套教材的出版和使用，能够为我国乡村医生系统规范化培训提供教材蓝本，为全面提升乡村医疗卫生水平提供助力。

　　由于我们是首次系统编写乡村医生培训教材，加之融合互联网技术的应用，没有太多经验可以借鉴，本套教材的内容和形式尚有不足之处，希望广大读者能不吝指出，以便我们及时修订和完善，不断提高教材质量。也真诚希望广大乡村医生能够有所收获，在充满希望的美丽乡村建设中，更加有所作为！

何清湖　宋春生

2020 年 11 月孟冬

编写说明

————

　　《中医基本理论》课程是乡村医生的基础课、入门课及主干课。本教材从符合乡村医生基础课的实际需要出发，用现代的语言风格来说明中医基本理论，强调基本理论、基本知识、基本技能，突出科学性、思想性、实用性、先进性，传承中医学基本知识，符合中医学思维特点。本教材主要包括中医基本理论的形成与发展、中医学的基本特点、中医学生命观、中医学疾病观、中医学诊断观、中医学辨证观、中医学防治观等内容。

　　本教材的应用和教学，使学生能够掌握中医理论的基本概念、基本知识和基本技能，为继续学习相关课程、培养全面掌握中医理论的基层应用人才队伍奠定坚实的基础。在充分吸收和借鉴既往教材的基础上，根据教学和学生反馈的意见和建议，在原教材的基础上进一步修订完善，主要突出以下特色：

　　一、注重中医原创思维，突出实用性。着重从中医学哲学观、生命观、疾病观、诊断观、辨证观和防治观加以阐发，彰显中医特色。教材中增加了相关的治法与方剂，保持了中医学基本理论的完整性，有利于乡村医生的系统学习与参考应用。

　　二、注重概念阐述标准化，语言陈述精炼化。原教材有些文字阐述不够精炼、准确，此次修订本着压缩文字、精炼语言、规范概念的原则，进一步凝炼编写内容，突出重点内容。

　　三、将既往教材中内容重复的地方合并或简化。如原教材"中医学的哲学基础——精气学说"与"精气血津液"的部分内容有重复，删除了中医学生命观中精的内容；将发病学说归入中医学疾病观的病机学说中；取消了病机学说中"阴阳失调""气血津液失常"病机，相关内容纳入中医学哲学观的阴阳学说，以及中医学生命观的气血津液学说之中，使其内容更加充实，层次更加清楚，进一步修改完善"中医学防治观治则与治法"的相关内容，增加了常用治疗八法。第四章中医学的疾病观之病机学说部分，只保留邪正盛衰和内生五邪两部分内容，阴阳失调的病机放入第二章中医学哲学观之阴阳学说中，气血津液失调的病机放入第三章中医学生命观之气血津液中。

四、进一步充实治未病内容。修改完善"第七章第一节养生与预防"，调整框架，增加中医学养生与预防的知识点，彰显中医学的"治未病"特色和防重于治的思想，充实完善养生与预防的原则和方法。第七章中医学防治观，第一节改为养生与康复，第二节改为治则与治法，同时弱化治则，按中医的"治疗八法"编写治法内容。

本教材集中了全国十余所高等中医药院校，以及部分中医药高等专科学校或职业院校的近20名专家进行编写，根据出版社的要求，在主编主持下，共同反复讨论编写大纲，并进行了细化分工：绪论、中医学哲学观由张庆祥、孟庆岩编写；中医学人体观由马淑然、田福玲、黎鹏程、崔慧萍编写；中医学疾病观由崔姗姗、连利军编写；中医学诊断观由贾钰华、孙贵香、隋华编写；中医学辨证观由师建平、周凤华、杨萍、隋华编写；中医学防治观由李兰珍、冯珂编写。初稿完成后，由副主编马淑然、师建平、孙贵香、李兰珍、崔姗姗对相关章节内容进行初审，然后由主编张庆祥、贾钰华进行复审与认真校对至定稿完成。孙广仁教授担任主审。

本教材的编写经过主编、副主编间相互审稿，主编之间互审共审，数易其稿，然而由于时间紧张、水平所限，不妥之处在所难免，诚恳希望各指导老师、学生，以及各位同道、读者提出宝贵意见，以冀进一步修订完善。

《中医基本理论》编委会

2020 年 10 月

目 录

第一章　绪　论

中国医药学有数千年的历史，是中华民族长期和疾病做斗争的丰富经验的总结，是中国优秀文化的重要组成部分，是中国古代科学的瑰宝，为中国人民的保健事业和中华民族的繁衍昌盛做出了巨大贡献。

第一节　中医学基本理论的形成和发展

一、中医学的基本概念和学科属性

中医学是在中国产生与发展起来的，是以古代哲学思想为指导，研究人体的生理功能、病理变化，以及疾病诊断和防治的科学。它有独特的理论体系和丰富的临床经验。

人类是自然演化的产物，在生活和生产实践中，人与人又结成了多种社会关系。因此，中医学属于自然科学，同时具有社会科学的属性。中医学在形成过程中，除受古代哲学影响之外，还融会了古代的天文学、地理学、植物学、动物学、农学、兵学等多学科知识，是多学科相互渗透的产物。

二、中医基本理论的形成

中医学基本理论是指导中医预防医学和中医临床医学的理论基础，是以整体观念为主导思想，以阴阳五行为论理工具，以藏象经络为理论核心，以辨证论治为诊疗特点的理论体系。

中医基本理论的形成经历了一个漫长的过程，是古代劳动人民长期生产活动和医疗实践经验的总结与升华，大致形成于战国至两汉时期。

1. 中医基本理论的形成基础　春秋战国时期，诸侯争霸，社会急剧变革，政治、经济、文化、科技的显著变化，为中医学的形成提供了有利的理论基础和科技条件。

（1）长期医疗实践的积累　人们在维持生存活动中，食用某些动植物能够治疗疾病，并把这些食物当作药物流传下来，之后便有"神农尝百草，日遇七十毒"的医疗实践活动。殷商甲骨文即有耳鸣、下利、疾首、疾耳、疾目等疾病的记载。《五十二病方》则提到病名百余种，记载药物247种，《黄帝内经》首以解剖方法研究人体，以了解"脏之坚脆，腑之大小，谷之多少，脉之长短"(《灵枢·经水》)等，为中医学理论的形成积累了大量的医药学知识。

（2）中国传统文化的影响　春秋战国时期，"诸子蜂起，百家争鸣"，形成了道家、儒家、法家、阴阳家等众多的学术流派，为中医学理论的形成奠定了文化基础，如道家"道法自然"、儒家"执两取中"等思想，对于中医养生、治则等产生了较大的影响。

（3）多种自然科学的交融　春秋战国时期，随着生产力水平的提高，天文、历法、数学、农学、植物学、动物学，以及冶炼、酿酒等技术的创新与发展，对中医学的形成产生了深刻的影响，为中医学的形成提供了重要的自然科学基础。

（4）古代哲学思想的渗透　古代哲学思想对于中医学理论体系的系统化提供了重要的方法学基础。如精气学说的万物本原论、阴阳学说和五行学说的辩证法与系统论思想，对于中医学整体观念的形成，四时五脏阴阳系统的构建，提供了强有力的哲学和方法学依据。

2. 中医基本理论的形成标志　中医基本理论体系的形成标志，是《黄帝内经》《难经》《伤寒杂病论》《神农本草经》等四部中医经典著作的成书问世。

（1）《黄帝内经》　约成书于战国至西汉年间，包括《素问》《灵枢》两部分，各81篇。其中系统地论述了人体的组织结构、生理功能、病理变化，以及疾病的诊断、防治和养生等内容；并对天人关系、形神关系，以及阴阳、五行等哲学问题，进行了阐释，构建了中医学理论体系的基本框架，为后世中医学的发展奠定了坚实基础。

（2）《难经》　解释了81个基本问题，又称为《八十一难经》。以问答的方式，阐述了人体的脏腑结构、生理病理，以及疾病的病因病机、诊断防治等，提出"诊脉独取寸口"及"左肾右命门"理论，进一步阐发经络学说，补《黄帝内经》之不足。

（3）《伤寒杂病论》　为东汉张仲景著，后经晋代王叔和整理分为《伤寒论》与《金匮要略》。其中《伤寒论》共397法，113方;《金匮要略》25篇，记载病证40余种，262方。《伤寒论》以外感病为主，确立了六经辨证的纲领，是中医学运用辨证论治的第一部专书。《金匮要略》以脏腑的病机理论进行证候分证，并发展了《黄帝内经》的病因学说，提出"千般疢难，不越三条"的病因三分法。

（4）《神农本草经》 为汉魏时期作品，是我国现存最早的药物学专著。书中收录药物 365 种，根据毒性大小及功效不同，将药物分为上、中、下三品，并将药物分为寒、热、温、凉四性，酸、苦、甘、辛、咸五味，且系统地论述了药物主治与功效、七情和合等药物配伍理论，为后世中药的理论体系奠定了基础。

三、中医基本理论的发展

中医学基本理论体系的建立，促进了医学理论和实践的发展，随着时代的发展和科技的进步，医学理论不断创新，医疗技术也不断提高。

1. 魏晋隋唐时期（220—960） 魏晋隋唐时期，是中医学基本理论不断充实完善的时期，出现了众多的名医名著。

晋代王叔和的《脉经》，是我国现存最早的脉学专著，系统而全面地论述了脉诊理论与方法、不同脉象的临床意义等，共载脉象 24 种。

晋代皇甫谧的《针灸甲乙经》（共 12 卷，128 篇），为我国现存最早的针灸学专著。较系统地论述了经络、腧穴、针灸治疗的方法和理论等方面内容，共载穴位 349 个。

隋代巢元方著《诸病源候论》，为我国现存最早的病因病机证候学专著，全书共 50 卷，1729 条，全面系统地描述了各种病证的病因、病机和临床证候等。

唐代孙思邈著《备急千金要方》与《千金翼方》，记载七千多首有效方剂，其中《备急千金要方》30 卷，载方 5300 首，《千金翼方》30 卷，载方剂 2571 首。

2. 宋金元时期（960—1368） 宋金元时期，是中医学发展的鼎盛时期，诸多医家，流派纷呈，各有建树。

宋代陈无择著《三因极一病证方论》，在中医病因学方面提出了"外因、内因、不内外因"的三因学说。

宋代钱乙著《小儿药证直诀》，论述了小儿的生理病理特点；倡导脏腑辨证与脏腑用药，创制六味地黄丸等名方。

金元时期，由于战乱及文化背景不同，医学争鸣更为突出，出现了许多各具特色的医学流派，其中有代表性的是刘完素、张从正、李杲、朱丹溪，后世称为"金元四大家"。刘完素（字守真，亦称"刘河间"）认为，"六气皆从火化""五志过极，皆为热甚"，用药多寒凉，故后世称为"寒凉派"，代表作有《素问玄机原病式》。张从正（字子和，号戴人）认为，病由邪生，邪去则正安，治病善用汗、吐、下三法祛邪，后人称为"攻邪派"，代表作为《儒门事亲》。李杲（字明之，号东垣）主张"百病皆由脾胃衰而生"，用药注重补养脾胃，故后人称为"补土派"，代表作为《脾胃论》。朱震亨（字彦修，号丹溪）认为，人体"阳常有余，阴常不足"，善用滋阴方药，后人称为"滋阴派"，代表作为《格致余论》。

3. 明清时期（1368—1912） 明清时期，社会相对稳定，政府出资对医学理论和经验进行综合整理，编撰了大量的医学全书、类书，同时也在命门学说、温病学说等方面有所创新与发明。

明代命门学说兴起，赵献可提出了"两肾之间为命门说"，张介宾提出了"两肾皆为命门说"。

明代李中梓在总结对脏腑认识的基础上，明确提出了"肾为先天之本，脾为后天之本"的学术思想。

明末清初的温疫横行，温病学说逐渐形成，明代吴又可（字有性）提出了温疫的"戾气"致病说。清代医家叶天士，著《温热论》，创立了"卫气营血辨证"；吴鞠通著《温病条辨》，创立了"三焦辨证"，为温热病证的诊断治疗提供了有效的理论依据。

清代医家王清任著《医林改错》，修正了古人在脏腑解剖方面的一些错误；发展了瘀血致病理论，创制血府逐瘀汤、补阳还五汤等多首活血化瘀方剂。

4. 近代现代（1840 年以后）　近代时期，随着科学技术的发展，西方科技和文化的传入，东西方文化碰撞交流，一是收集和整理前人的学术成果，如曹炳章的《中国医学大成》（刊于 1936 年），共辑录 365 种医书，分医经、药物、诊断、方剂等 13 类，是集古今中医之大成者。二是中西医在学术上逐渐沟通，形成了以唐宗海、恽铁樵、张锡纯为代表的中西汇通学派，如张锡纯著的《医学衷中参西录》，即是一部很有学术价值的中西医汇通专著。

现代时期（1949 年以后），国家提倡中西医结合，倡导以现代多学科方法研究中医学，主要表现为三方面：一是系统整理与规范中医学理论，如 20 世纪全国统编教材，由 20 世纪 60 年代《内经释义》《中医诊断学》，到 20 世纪 70 年代的《中医学基础》（包括中医基础理论、中医诊断学），再分化为 20 世纪 80 年代《中医基础理论》与《中医诊断学》等，为中医学基本理论系统化和规范化打下了基础。二是用哲学、控制论、信息论、系统论等多学科方法研究中医学。三是运用现代科技研究中医，如麻黄素、延胡索乙素、青蒿素等的研制与发明，五脏的证候本质研究、舌诊研究、脉诊研究等，皆取得了较大进展。

第二节　中医学理论体系的基本特点

中医学理论体系的基本特点：一是整体观念，二是辨证论治。

一、整体观念

整体观念，是对人体自身完整性，人与自然社会环境统一性的认识。是古代哲学思想在中医学中的体现，它贯穿于中医学的生理病理、诊法辨证、养生防治等各个环节。

（一）人体自身的完整性

1. 在结构上不可分离 包括五脏一体观与形神一体观。五脏一体观，是指人体五脏六腑、四肢九窍等组织器官各有其独特功能，但都通过经络相互联系，构成一个系统，且以五脏为中心，而心对于人的生命活动起着主宰作用。见表1-1。

表 1-1 人体生理系统简表

系统	五脏	六腑	形体	官窍	经脉
肝系统	肝	胆	筋	目	足厥阴肝经，足少阳胆经
心系统	心	小肠	脉	舌	手少阴心经，手太阳小肠经
脾系统	脾	胃	肉	口	足太阴脾经，足阳明胃经
肺系统	肺	大肠	皮	鼻	手太阴肺经，手阳明大肠经
肾系统	肾	膀胱	骨	耳	足少阴肾经，足太阳膀胱经

形神一体观：是形体与精神的结合与统一，形与神是相互依附，不可分离的。形是神之舍，神为形之主。形健则神旺，形神统一是生命存在的根本保证。

2. 在生理上相互联系 人体是以心为主宰，由脏腑、形体和官窍共同组成的结构严密、分工有序的整体，各脏腑组织通过阴阳相关、五行生克，维持着"阴平阳秘"和"亢则害，承乃制，制则生化"的平衡协调关系。

3. 在病理上相互影响 内脏病变可以反映于体表，如肝气郁结可见胸胁胀痛；外表受邪可以内传于里。如外感寒邪内传于肺，可见恶寒无汗、咳嗽咯痰等症；脏腑病变可以相互传变，肝气横逆，可以乘脾犯胃，导致脾胃失常的病证。

4. 在诊断上察外知内 由于局部与整体是辩证统一的，局部的变化常为全身脏腑、气血、阴阳的盛衰所致，故通过观察人体局部的变化，如望舌象、望面色、切脉象等，即可以察知人体五脏六腑、阴阳、气血的病变。

5. 在治疗上调内治外 如心开窍于舌，心与小肠互为表里，故舌尖碎痛，可用清心泻小肠之法治之。他如"病在上下取之，病在下上取之"（《灵枢·终始》），"从阴引阳，从阳引阴，以左治右，以右治左"（《素问·阴阳应象大论》）等，皆为整体观念在中医治疗学上的具体应用。

（二）人与外界环境的统一性

1. 人与自然环境的统一性 人生在天地间，以自然之空气、水分、食物为生存的必要条件，自然界的气候、饮食、居住环境等变化则会影响人体，出现相应的生理、病理变化，故曰"人与天地相参也，与日月相应也"（《灵枢·岁露》）。

生理上，季节气候、昼夜晨昏、地区方域等能影响人的体质及生理功能。如夏季气候炎热，则人体多汗而少尿；冬季气候寒冷，则人体多尿而少汗。白天阳气趋于表，人体以活动为主；夜间阳气入于里，以睡眠为主。西北高原，寒冷而干燥，人体腠理多致密；东南沿海，温热而潮湿，人体腠理多疏松。

病理上，季节气候、昼夜晨昏及地区方域不同可引起不同的疾病。如"春善病鼽衄，仲夏善病胸胁，长夏善病洞泄寒中，秋善病风疟，冬善病痹厥"（《素问·金匮真言论》），"夫百病者，多以旦慧昼安夕加夜甚"（《灵枢·一日分四时》）。而东南沿海，气候潮湿，故多发湿痹；西北高原，气候寒冷，则多发寒痹。

在治疗上，应根据季节、地区及人的体质不同，而采取不同的治则与治法，即三因制宜。

2. 人与社会环境的统一性　人是具有明显社会属性的动物，在其生存过程中结成了一定的社会关系，故人的社会地位、家庭状况、文化程度、人际关系等，常常影响着人的健康与疾病。社会进步，丰衣足食，居住舒适，有利于人体的健康；而环境污染，以及生活节奏的加快、情绪的紧张，则形成不利于健康的因素。社会安定，生活规律，机体抵抗力强，故得病较少，易于长寿；若社会动乱，饮食起居失常，抵抗力下降，则易得疾病，寿命降低。

二、辨证论治

辨证论治，是中医学临床诊疗的主要特点，是在辨病论治基础上对疾病过程的动态化与个性化的治疗。

（一）病、证、症的概念

病，即疾病，是指具有一定的病因病机、发生发展规律与预后转归的病理过程，如感冒、麻疹、肺痈等；或指主要表现的症状或体征，如头痛、泄泻、发热、崩漏等。证，即证候，是指疾病发展过程中某一阶段或某一类型的病理概括，如肝胆湿热、风寒咳嗽、食滞胃脘、肝气犯胃等。症，包括症状与体征，症状是指患者主观感觉到的不适，如头痛、眩晕、心烦等；体征是指能够被察知的客观表现，如舌象、脉象、面色等。

疾病与证候皆由症状和体征所构成，但疾病是一个病理过程或主要症状，可能包括多个不同阶段，或不同类型。阶段不同其表现常常不同，治疗亦不相同，此即同病异治的基础；证候是疾病过程中某一阶段或类型的病理概括。因此，同一个证可以概括许多疾病，此即异病同治的基础。

（二）辨证与论治的相互关系

辨证，是在中医学基本理论指导下，将四诊所得资料进行分析归纳，找出其病因、病位、病性、病势，最后判断为某种性质证的思维过程。论治，是指根据辨证的结果确定相应的治则治法与方药的过程。辨证论治，是指将四诊所得资料进行分析归纳,找出其病因、病位、病性、病势,判断为某种性质的证,进而确定相应的治则治法与方药的过程。

辨证和论治是诊治疾病过程的两个阶段,辨证是论治的前提和依据;论治是辨证的目的,是检验辨证正确与否的手段与方法。辨证和论治是疾病诊疗过程中相互联系、不可分割的两个方面。

(三)辨证论治的特点

1. 病证结合 即辨证与辨病相结合。疾病是一个病理过程或病理表现,证候是疾病过程中的某一阶段或某一类型。辨病能把握疾病的整体变化,辨证则能把握疾病阶段的特殊性,使治疗更有针对性。中医在临床实践中,十分重视辨病与辨证的结合,一般是先辨病后辨证。

2. 病治异同 包括同病异治与异病同治,体现了个体化诊治的重要性。

同病异治,是指相同的疾病,因人、因时、因地或因疾病的阶段不同,疾病的证候不同,则采取不同的方法进行治疗。如冬天感冒,因人体质不同,则有风寒感冒与风热感冒之别,治疗风寒感冒需要疏风散寒、辛温解表,以麻黄汤、桂枝汤治疗;风热感冒则应当疏风清热、辛凉解表,以银翘散或桑菊饮治疗。

异病同治,是指不同的疾病在其发展过程中出现了相同的病理变化(证),则采取相同的方法进行治疗。如胁痛、胃脘痛,以及乳腺增生症、子宫肌瘤等不同疾病,在其过程中出现肝气郁结、因情志刺激加重等特点,则皆可用疏肝解郁法进行治疗,可选择逍遥散或柴胡疏肝散加减治疗。

第三节 《中医基本理论》课程的主要内容与学习方法

一、《中医基本理论》课程的主要内容

《中医基本理论》课程的内容,主要包括中医学哲学观、中医学生命观、中医学疾病观、中医学诊断观、中医学辨证观,以及中医学防治观等六部分。

中医学哲学观,主要阐释古代哲学的精气学说、阴阳学说、五行学说及其在中医学中的应用。

中医学生命观,主要阐释有关人体生理方面的基本理论、基本概念和基本知识,包括藏象学说、气血津液学说、经络学说、体质学说等四部分。藏象学说,主要阐释五脏、六腑和奇恒之腑的生理功能、与形体官窍的关系及脏腑之间的相互关系。气血津液学说,主要阐释气、血、津液的内涵、来源、分布、功能、运行、相互关系及其与脏腑之间的关系。经络学说,主要介绍经络的概念、经络系统的组成、经络的循行、功能和应用等。体质学说,主要介绍体质的概念、影响

因素及应用等。

中医学疾病观，主要介绍和阐释中医学关于疾病的发生原因、发病机理、病变机制等，包括病因、病机两部分。病因学说，是关于致病因素的致病途径、致病特点和致病规律的理论，主要介绍六淫、七情内伤、饮食劳逸失度、病理产物等致病因素。病机学说，是关于疾病的发生发展变化和转归机制的理论，主要阐述邪正盛衰、内生五邪等基本病机。

中医学诊断观，主要介绍和阐释中医学关于疾病诊断的基本概念、基本理论与主要方法，包括望诊、闻诊、问诊和切诊四部分。

中医学辨证观，主要介绍和阐释中医学对疾病辨证的常用方法、临床表现，包括八纲辨证、脏腑辨证、气血津液辨证，以及六经辨证、卫气营血辨证、三焦辨证等。

中医学防治观，主要介绍和阐释养生康复与防治原则，包括养生康复思想与方法，正治反治、治标治本、扶正祛邪、调整阴阳、三因制宜等治疗原则，以及汗、吐、下、和、温、清、消、补等"八法"。

二、《中医基本理论》课程的学习方法

《中医基本理论》课程是乡村医生专业培训的基础课程，其内容丰富，研究范围广泛，涉及中医学的名词术语、基本特点、哲学基础，涵盖了脏腑组织的生理功能、物质基础，疾病的病因、病机、诊法、辨证，以及养生与康复等内容。通过本课程的学习，要求全面理解和领会中医学的基本概念、基本理论、基本技能，为进一步学习《中草药辨识与应用》《经方临床应用》《中医适宜技术》《常见疾病防治》等其他相关课程打下坚实的基础。

学好中医学，要求树立为继承和发扬中医药学遗产、为复兴中华民族优秀文化、为全人类健康事业服务的学习目标；要运用辩证唯物主义和历史唯物主义的指导思想，认真分析、客观理解中医学基本概念、基本知识，充分认识学习中医学基本理论的重要性和必要性；要遵循学习的基本规律，培养严谨的学习态度，讲究循序渐进的学习方法，掌握各章节的具体要求；正确认识中西医学不同的思维方法与理论特征，明确两个医学体系的区别与差异，既要相互结合理解，又要防止生搬硬套。

第二章　中医学哲学观

　　中医学哲学观是指对中医学的形成与发展有重要影响的哲学思想，包括精气学说、阴阳学说、五行学说等。哲学是关于世界观的学问，是人们通过对各种自然和社会现象进行概括、发展而形成的关于宇宙间的最一般运动规律的认识。在中国古代，人们通过对自然万物的发生发展、成长衰亡的观察，"近取诸身，远取诸物"，归纳自然事物的运动规律，进而总结出对宇宙本原和规律的认识，形成了各具特点的哲学思想。在古代哲学的诸多学说中，精气学说、阴阳学说和五行学说，是对中医学理论体系的形成最有影响的哲学思想。精气学说，是古代的唯物论，是探求宇宙本原和阐释宇宙变化的世界观；阴阳学说，是建立在唯物论基石之上的辩证法思想，是阐释宇宙变化的宇宙观和方法论；五行学说，是古代唯物辩证的宇宙观，又是一种质朴的系统论与方法论。

第一节　精气学说

　　精气学说，是研究精气的运动变化规律，探求宇宙本原和阐释宇宙变化的一种世界观与方法论，是古代的唯物论。

一、精气的基本概念

　　气是指无形的活力很强的不断运动的物质。精气的基本内涵有二：其一精气即气，是指一切无形的活力很强的不断运动的物质；其二精气是气中之精华，即如《管子·内业》所说："精也者，气之精也。"

　　精气，首见于《周易·系辞上》："精气为物。"《管子·心术下》说："一气能变曰精。"认为精即细微的、运动变化的气。精概念的产生，源于古代的"水地说"。如《管子·水地》说："地者，万物之本原，诸生之根菀也。"自然之水即天地之精，万物赖以生长发育之根源，人的形成亦如此，如《周易·系辞下》说："男女构精，万物化生。"

气的概念源于"云气说"，如《说文解字》说："气，云气也。"古人在生产劳动和日常生活之中，通过"观物取象"的思维方法，将直接观察到的自然之云气、雨气，饮食之蒸气、热气，以及人体之汗气、呼吸之气等加以总结概括，抽象出气的一般概念，即气是无形而动的细微物质，是宇宙万物生成的本原。并以之解释自然现象，"夫天地之气，不失其序……阳伏而不能出，阴迫而不能烝，于是有地震"（《国语·周语上》）；"万物负阴而抱阳，冲气以为和"（《道德经·四十二章》）。

在中医学中，精气是指存在于体内的一切有用的精微物质。其中，精为有形之精微物质，是生命的本原；气为无形之精，是生命活动的动力。精与气可互生互化，是同一物质的两种不同存在形式。因此，哲学上的精与气是一个相同的概念，而中医学上的精和气是两个不同的概念。

二、精气学说的主要内容

（一）气是构成世界的本原

精气学说认为宇宙万物皆是由精气构成的，天地日月水火是由气运动变化的结果，如《淮南子·天文训》说："宇宙生气，气有涯垠。清阳者薄靡而为天，重浊者凝滞而为地。"天地之间的万物是由气化生的，精气是构成天地万物和人类的原始物质，即如《易传·系辞上》所说："精气为物，游魂为变。"《庄子·知北游》亦指出："通天下一气耳。"

根据存在形式，气可分为有形之气与无形之气：其中精细、弥散、肉眼难见且运动的气，为无形之气；而成形、凝聚的、肉眼可见的实体，即有形之气。一般把弥散之气称为气，有形实体称为形。正如宋代张载所说"太虚无形，气之本体"（《正蒙·太和》）；《素问·六节藏象论》亦云"气合而有形"。指出无形而弥散的是气之常态，有形而凝聚是形之常态，人体亦是气聚而成形之体，故此《医门法律·先哲格言》说："气聚则形存，气散则形亡。"

（二）气是不断运动变化的

精气广泛存在于宇宙之中，其充满宇宙且运行不息。宇宙中一切事物及其纷繁变化，都是精气运动的结果。气的运动，即气机。气机的形式多种多样，但主要有升降聚散四种。升与降、聚与散，是对立相反的，但相互间保持着协调平衡，并普遍存在于宇宙万物之中，故《素问·六微旨大论》说："出入废则神机化灭，升降息则气立孤危……是以升降出入，无器不有。"

气化，是指由气的运动而产生各种变化。在气的作用或参与下，宇宙万物在形态、功能或形式上的各种变化，皆是气化的结果。如《易传·系辞下》说："天地氤氲，万物化醇。"《素问·六微旨大论》说："物之生从于化，物之极由乎变，变化之相薄，成败之所由也。"气化的主要表现形式有：气与形之间的转化，如无形之气与有形之物聚散转化；气与气之间的转化，如天气与地气之间云雨的变化；有形之体自身的变化，如植物的生长收藏、人体的生长壮老等。

（三）气是万物相互作用的中介

精气运行于天地万物之间，是传递信息的媒介。精气的联系作用，将天地万物联结为一个有机整体。气别阴阳，以成天地；天地交感，以生万物。天地万物之间是相互联系、相互作用的，精气是其相互联系的中介。故《灵枢·岁露》说："人与天地相参也，与日月相应也。"气为中介，促使宇宙万物相互感应、相互联系，如磁石吸铁、乐器共鸣、日月吸引海水形成潮起潮落，以及日月、昼夜、季节气候变化影响人的生理和病理变化等，都是通过气的中介作用而实现的。

（四）天地之精气化生为人

精是宇宙之气的精华部分，人类的形体和精神皆由此而生。人类是宇宙演化到一定阶段的产物，天地精气是构成人体的基本物质。故《淮南子·天文训》说："烦气为虫，精气为人。"《素问·宝命全形论》亦云："人以天地之气生，四时之法成。"天地精气是构成人体的基本物质，人之形体由精化成，由气充盈，由神主宰，并依赖天地之气以维系。

三、精气学说在中医学中的应用

（一）构建中医学精理论

受精气为宇宙万物本原的思想的影响，中医学形成了"精为人体脏腑组织生成本原"的理论，精是构成胚胎的原始基础，是构成人体和维持人体生命活动的基本物质。如《素问·金匮真言论》说："夫精者，身之本也。"《灵枢·经脉》说："人始生。先成精，精成而脑髓生。"精充气足，则生命活动正常；精亏气虚，则生命活动异常，出现各种病证。

（二）奠基中医学气学说

精气学说认为，精气的升降交感运动为宇宙万物发生发展变化的动力，由此中医学认为，气是构成人体和维持人体生命活动的动力。人的五脏六腑、形体官窍、血和津液等，都是气聚而成形之物，而其功能的发挥则依赖于无形之气的推动和激发，如心之行血、肺之呼吸、脾胃之运化等，都离不开气的推动和温煦作用。同时，气的运动不断推动着体物质与物质、物质与能量之间的相互转化，即"气化"，并由此推动气血运行、促进吐故纳新，维持机体的生命活动。若精气充足，则气血旺盛，生命活动正常；精气亏虚，则气血不足，生命力弱。而人体内气机的升与降、出与入之间保持协调平衡，则"气机调畅"，人体健康；若升与降、出与入运行失常，则气机不畅，脏腑功能失常，而变生诸病。

（三）概括精气神的相互关系

人体之精，一是泛指人体中一切有用的精微物质，如先天之精、水谷之精等；二是专指肾所藏之精。人体之气，是构成和维持人体生命活动的最基本物质。人体之神的内涵有二：一是指人体一切生命活力的外在表现，二是指人的精神意识思维活动。精气神之间的相互关系非常密切，主要表现在：精能化气，气能生精，精气相互化生、相互为用。精足则气充，精亏则气弱。精气能生神，神能统驭精气。如《类经》所说："虽神由精气而生，然所以统驭精气而为运用之主者，又在吾心之神。"精足气充则神旺，精亏气虚则神衰。《养生三要·存神》说："聚精在于养气，养气在于存神。"故将精、气、神，称为"人之三宝"。

（四）阐释中医学整体观念

精气学说认为，精气是自然、社会、人类统一的物质基础，精气是人与自然万物具有共同的化生之源。为此，中医学构建了人体自身完整性，以及人与自然社会环境统一性的整体观念。人与自然物质具有同源同构的特点，并时刻进行着各种物质、信息、能量的交换。自然、社会环境的各种变化，对人体的生理、病理则产生一定影响。自然万物禀天地之气生长收藏，亦产生不同的温热寒凉、升降浮沉等性味归经之偏，故可以药食之偏性调节人体之偏病，以使人体重归协调平衡状态。

第二节　阴阳学说

阴阳学说，是研究阴阳的内涵及其运动变化规律，并用以解释宇宙万物的发生、发展和变化规律的古代哲学理论，是古人认识世界和阐释宇宙变化的世界观和方法论，是古代的辩证法思想。

一、阴阳的基本概念

（一）阴阳的概念

1. 阴阳的本义与引申义　阴阳的原始涵义，是指日光的向背，即向日者为阳，背日者为阴。如《说文解字》所说："阳，高也，明也。"由于向阳处温暖明亮、生机旺盛，背阳处寒凉晦暗、生机萧条，故此将阴阳的涵义引申为，凡是具有温热、明亮、运动、向外、上升属性的事物或现象都属于阳；而具有相对寒冷、黑暗、静止、向内、下降属性的事物或现象都属于阴。而与太阳有关的事物，如日与月、白与昼、天与地、上与下、升与降、晴与阴等亦分属阴阳。由此形成了阴阳的抽象概念。而《易传·系辞上》"一阴一阳之谓道"，以及《道德经》中所说："道生一，一生二，二生三，三生万物。万物负阴而抱阳，冲气以为和也。"指出阴阳不但对立相反，而且互根互用，对立统一，是天地自然的基本规律。即如《素问·阴阳应象大论》所说："阴阳者，天地之道也，万物之纲纪，变化之父母，生杀之本始，神明之府也。"

2. 阴阳的内涵及特点　阴阳是对自然界相互关联的某些事物和现象对立双方属性的概括，它既可以说明相互关联的两个事物，也可以说明一个事物中相互关联的两个方面。

阴阳的特点主要有三个方面：其一，阴阳是一个抽象的代名词。阴阳不是指具体的事物，而是对相关事物抽象属性的概括，故《灵枢·阴阳系日月》说："阴阳者，有名而无形。"其二，阴阳是既相互关联又对立相反的，即阴阳所概括的事物必须同时具备既对立相反，又相互关联的特点。其三，阴阳不等于矛盾。矛盾是事物的对立统一，是高度抽象的哲学概念；阴阳对事物或现象做了特殊的质的规定，其所指是确定的，不可反称的。因此，阴阳只是一些特殊的矛盾范畴。

（二）事物阴阳属性的划分

事物阴阳属性划分的条件为，相互关联性与对立相反性。不相关的事物无法分阴阳，只相关而不相反的事物或属性亦不能分阴阳。天与地、水与火相对而言，才能说天为阳地为阴，火为阳水为阴。以此为基础，可将自然界和人体相关的事物进行阴阳分类，具体见表2-1。

表 2–1　事物阴阳属性的划分表

分类	方位			时间		温度	湿度	亮度	重量	运动状态			人体	
阳	上	天	左	春夏	白昼	温热	燥	明亮	轻	运动	上升	兴奋	功能	气
阴	下	地	右	秋冬	黑夜	寒冷	湿	晦暗	重	静止	下降	抑制	物质	血

（三）阴阳的相对性与绝对性

在阴阳的概念中，阴或阳具有特殊规定性。因此，阴阳的性质既有相对性，又具有绝对性。阴阳的绝对性主要体现在，阴阳是有特定属性的一分为二，即事物和现象阴阳的固定不变性和不可反称性。如"水火者，阴阳之征兆也""阴静阳躁"，故火不可称为阴，水不可称为阳。因此，阴阳有其绝对性的一面。

阴阳的相对性主要表现在：一是阴阳是相比较而存在的，如春夏和秋冬相比属阳,但春与夏相比,春则属阴。二是阴阳中复有阴阳。如自然界,昼为阳、夜为阴,而白昼之中上午属阳,下午属阴;夜晚之中,则上半夜属阴,下半夜属阳。在人体,背为阳,腹为阴;在脏腑,脏为阴,腑为阳;五脏又可分阴阳,心肺在上为阳,肝肾在下则为阴。三是阴阳属性在一定条件下可相互转化。如夏天阳盛至极(夏至),则天气则逐渐转凉,即阳转化为阴;反之,冬至之后天气渐暖,则为阴转化为阳。

二、阴阳学说的基本内容

(一)阴阳对立制约

阴阳对立制约,是指相互对立的阴阳双方在其运动变化过程中,存在着相互斗争、相互制约的关系。

阴与阳代表了属性相反的事物和现象,或其内部相反的属性,它们共处于统一体中,是相互斗争、相互排斥的。如四时气候温热寒凉的更替,是自然界阴阳二气相互制约而取得相对协调平衡的结果,故《素问·脉要精微论》说:"冬至四十五日,阳气微上,阴气微下;夏至四十五日,阴气微上,阳气微下。"同样,人体的生命活动,也是阴阳双方对立制约取得统一的结果。就人体功能的兴奋与抑制而言,兴奋功能属阳,抑制功能属阴,白天阳气充盛,兴奋功能制约了抑制功能,人则活动工作;入夜则阴气充盛,抑制功能制约了兴奋功能,从而睡眠休息。而兴奋与抑制之间相互制约、交替进行,共同维持着人体的正常生命活动。

(二)阴阳互根互用

阴阳互根,是指对立制约的阴阳双方,存在着相互依存、互为根本的关系,每一方都以对方的存在作为自己存在的前提和依据。如在自然界的上与下、寒与热、升与降等皆是相互依存,互为其根的。没有上,也就无所谓下;没有寒,即没有热等,即如《医贯砭·阴阳论》中所说:"阴阳又各互为其根,阳根于阴,阴根于阳;无阳则阴无以生,无阴则阳无以化。"

阴阳互用,是指相互对立的阴阳双方,存在着相互依存、相互为用的关系。如人体气与血的关系,表现为气为血之帅,血为气之母,二者相互助长,相互为用。人体功能的兴奋与抑制亦是如此,故《素问·阴阳应象大论》曰:"阴在内,阳之守也;阳在外,阴之使也。"《素问·生气通天论》亦说:"阴者,藏精而起亟也;阳者,卫外而为固也。"

(三)阴阳交感互藏

阴阳交感是指阴阳二气在运动中相互感应而交合的过程。交感,即交合,感应。《易传·咸》云:"天地感而万物化生。"如在自然界,天气下降,地气上升,天地阴阳得以相互交合；在人体，心之阴阳与肾之的阴阳相互感应交合，而致心肾相交，水火既济，从而维持心肾的协调。

阴阳交感是阴阳二气在运动中相互作用的结果，如天地阴阳的升降，天为阳，地为阴，天气下降，地气上升。而天气属阳而其中含阴，天气之阴受地气吸引而下流于地；地气属阴，其中含阳，地气之阳受天气蒸化而上升于天。如此则阴阳交感，氤氲化物。

阴阳互藏，是指相互对立的阴阳双方的任何一方都包含着另一方，即阴中有阳，阳中有阴。如在自然界，天气为阳，但其中藏有阴气，地气为阴，其中藏有阳气。在人体，心属火主动而属阳，但心中亦藏有阴；肾属水主静，但肾中藏有阳。见图2-1。

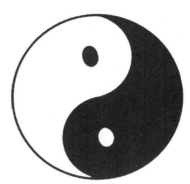

图2-1 太极阴阳图

阴阳互藏是阴阳双方交感的动力根源。天气下降，气流于地，地气上升，气腾于天。天气在上属阳，含有阴气，地气在下，亦含有阳气。根据同气相求的原理，天之阴气，受地之阴气的吸引，下降于地；而地之阳气，受天之阳气的吸引，而上腾于天。即如《素问·阴阳应象大论》所说："清阳为天，浊阴为地，地气上为云，天气下为雨，雨出地气，云出天气。"

阴阳互藏是构建阴阳互根互用的基础和纽带。正因为阴阳互藏，阳中有阴，阳以阴为源而生，阴依阳动而化。阴阳互藏是阴阳消长与转化的内在根据，因为阴中有阳，阴才有向阳转化的可能；也正因为阳中寓阴，才可能有阴阳的消长与转化。

（四）阴阳消长平衡

阴阳消长平衡，是指阴阳双方处于不断的消长变化之中，并在运动中维持着相对的平衡。

阴阳消长主要形式有二：一是此长彼消、此消彼长，是阴阳对立制约的体现。如由冬至春到夏，阳气增长，阴气渐消，天气渐暖，即是阳长阴消的过程；而由夏到秋至冬，天气由热转凉到冷，则是阴长阳消的过程。二是此长彼亦长，此消彼亦消，是阴阳互根互用的体现。如气血关系，若气虚则生血不足，而致血虚，即是阳消阴亦消；而在治疗血虚时，用补气生血之法，则气旺血充，即是阳长阴亦长。阴阳的消长是绝对的，阴阳的平衡是相对的。

（五）阴阳相互转化

阴阳相互转化，是指对立互根的阴阳双方，其属性在一定条件下可以向其相反的方向转化，即阴可以转化为阳，阳可以转化为阴。转化，即转换，变化，"物生谓之化，物极谓之变"。

阴阳的互根互藏是相互转化的内在基础；而阴阳消长到达极点是阴阳转化的外在条件，即所谓"寒极生热，热极生寒""寒甚则热，热甚则寒""重阴必阳，重阳必阴"。事物阴阳的转化，是外在条件与内在原因共同作用的结果。

阴阳相互转化的形式有渐变与突变两种。渐变是指随着阴消阳长而阴渐变为阳，或随着阳消阴长而阳渐变为阴。如四时寒暑的更替，一天中昼夜的变化，皆是阴阳渐变的过程。突变是指阴阳的消长发展到一定限度，阴阳快速向其相反方面转化的过程。如夏天天气炎热，而突见狂风暴雨，甚或冰雹，即是阴阳的突变。阴阳的转化是以阴阳消长为基础的，无论是渐变，还是突变，皆是量变到质变的过程。阴阳消长是阴阳转化的基础，而阴阳转化是阴阳消长的结果。见图2-2。

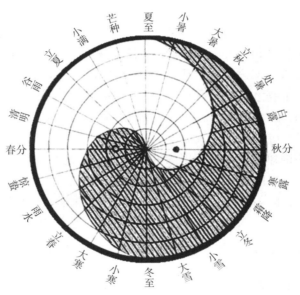

图2-2 阴阳二十四节气图

三、阴阳学说在中医学中的应用

（一）分析人体的组织结构

根据脏腑组织的部位分阴阳，如《素问·宝命全形论》说："人生有形，不离阴阳。"《素问·金匮真言论》说："夫言人之阴阳，则外为阳，内为阴。言人身之阴阳，则背为阳，腹为阴。言人身脏腑中阴阳，则脏者为阴，腑者为阳。肝、心、脾、肺、肾五脏皆为阴，胆、胃、大肠、小肠、膀胱、三焦六腑皆为阳。"

由于阴阳之中复有阴阳，心肺在上为阳，而心为阳中之阳，肺为阳中之阴；肝脾肾在下为阴，而肝为阴中之阳，肾为阴中之阴，脾为阴中之至阴。人体经络的阴阳分类亦如此，如在十二经脉中，手足三阳经皆循行于四肢的外侧面，或背部，故属阳；而手足三阴经等皆行于四肢的内侧面，或腹面，故属阴。

五脏与六腑阴阳的分类，则是根据其生理功能特点来划分的，五脏主藏精气，藏而不泻，故属阴；六腑主传化饮食水谷，泻而不藏，故属阳。

（二）阐释人体的生理功能

人体是一个有机整体，其气血运行、经络通畅、物质与功能相互协调，皆是阴阳之间既对立制约，又互根互用的结果。如人体物质和功能关系，功能的产生须以物质为基础，而物质的化生又以脏腑功能活动为前提，二者互根互用。再如白昼阳盛于外，夜晚阳入于里，人体则日出而作，日入而息，阴阳之气，相互关联，又相反相成，从而维持正常脏腑协调，气血运行通畅，即如《素问·生气通气论》所说："阴平阳秘，精神乃治。阴阳离决，精气乃绝。"

（三）说明人体的病理变化

阴阳之间通过对立互根、消长转化，维持着人体生命活动的协调平衡。若邪气侵袭，阴阳失调，则产生各种疾病。邪盛正衰是疾病产生的基本病机，而正邪都可以用阴阳来分类，如正气包括阳气和阴气，邪气也有阳邪和阴邪，如六淫（风寒暑湿燥火）之中寒湿为阴邪，风暑燥火为阳邪。正邪阴阳之气相互斗争，导致阴阳偏盛偏衰，而见各种病理变化。

1. 阴阳偏胜 是指阴邪或阳邪偏盛，人体阴或阳的任何一方高于正常水平的病理状态，包括阳偏胜和阴偏胜。阳偏胜，是阳邪侵袭，致使体内阳气偏盛，出现"阳盛则热"的实热证，如温热之邪侵犯人体，可见高热、烦躁、面赤、脉数等实热证，兼有口舌干燥、尿少便结等"阳胜则阴病"之症。治疗则应损其偏盛、热者寒之，以清热泻火法，如外感热病，应用银翘散、桑菊饮以辛凉解表；内伤热病，则选用白虎汤、承气汤等以清泄里热。

阴偏胜，是指阴邪侵犯人体，致体内的阴气亢盛，出现"阴胜则寒"证。如外感受凉，寒邪袭表，或过食寒凉，直中太阴，可见恶寒肢冷、腹痛泄泻、舌淡脉紧等实寒证，兼见肢冷、脉沉等"阴胜则阳病"的表现。治疗则用温阳散寒、寒者热之，外寒常用麻黄汤、桂枝汤，以辛温解表、散寒止痛；内寒则用麻黄附子细辛汤，或四逆汤，以温阳散寒、通络止痛。

2. 阴阳偏衰 是机体阴或阳任何一方低于正常水平的病理状态，包括阳偏衰和阴偏衰。阳偏衰，即阳虚，是指阳虚不能制阴，阴相对偏亢而出现"阳虚则寒"的病理状态。临床多见畏寒怕冷，手足不温，面白神疲、舌淡脉微等"虚寒"证。以脾肾阳虚最多见，治疗当以温补脾肾，方选理中丸，或金匮肾气丸等加减。

阴偏衰，即阴虚，是指阴虚不能制阳，阳相对偏亢而见"阴虚则热"的病理状态。常见潮热或低热、五心烦热、盗汗、脉细数等"虚热"证。以肝肾阴虚，或肺肾阴虚多见，治疗以滋补肝肾，或滋养肺肾，方选六味地黄丸、杞菊地黄丸，或麦味地黄丸加减。

阴阳两虚，是指阴阳偏衰至一定程度而致阴阳俱虚的病理状态。包括阴损及阳和阳损及阴，但其中存在着偏阴虚或偏阳虚之不同。临床以肾之阴阳俱虚为多见，治疗当阴阳双补，选用金匮肾气丸加减。

（四）指导疾病的诊断

1. 分析四诊 对四诊（望闻问切）所获得的资料进行阴阳归类，从而确定疾病的性质。如若面红目赤、舌红苔黄，声高气粗、气味秽浊，发热口渴、便干尿黄，脉浮数洪滑等，属于阳。若面白晦暗、舌淡苔白，声低气怯、气味淡薄，恶寒肢冷、尿清便溏，脉沉迟细涩等，则属阴。见表 2–2。

表 2–2　四诊资料的阴阳分类表

属性	望诊	闻诊	问诊	切诊
阳	面红目赤、舌红苔黄	声高气粗、气味秽浊	发热口渴、便干尿黄	浮、数、洪、滑
阴	面白晦暗、舌淡苔白	声低气怯、气味淡薄	恶寒肢冷、便清尿清	沉、迟、细、涩

2. 指导辨证 中医辨证的方法有多种，如外感病有六经辨证、卫气营血辨证、三焦辨证；内伤病有脏腑辨证、经络辨证、气血津液辨证、病因辨证等，但所有的辨证，皆可以八纲辨证来概括，即阴阳、表里、寒热、虚实八纲辨证作为中医辨证的纲领。而八纲之中又以阴阳为总纲，以统率表里、寒热、虚实。其中表证、热证、实证，属阳；而里证、寒证、虚证，则属阴。

（五）指导疾病的治疗

1. 指导养生防病 人体阴阳的协调平衡，是生命活动维持的根本，而阴阳失调是疾病发生的根本病机，所以养生防病就要调整阴阳，使人体的阴阳与自然界四时阴阳变化协调一致。如"日出而作，日入而息"，以及"春夏养阳，秋冬养阴"等，皆是根据自然界阴阳变化规律而得出的养生方法。

2. 确定治则治法 由于阴阳的偏盛偏衰是疾病的根本病机，因此，治疗疾病的关键也就在于应用各种方法来调理阴阳，补其不足，泻其有余，使之恢复平衡。

阴阳偏盛的治疗原则，为损其有余，实者泻之：阳盛者要"热者寒之"，即以寒凉药治疗阳盛所致的实热证；阴盛者要"寒者热之"，即以温热药治疗阴盛所致的实寒证。

阴阳偏衰的治疗原则，为补其不足，虚者补之：阳虚者要扶阳抑阴，阴虚者要滋阴抑阳，即如王冰所说的"益火之源，以消阴翳""壮水之主，以制阳光"。若阴阳俱虚，则采用阴阳双补的治法。

3. 归纳药物属性 用药物治疗疾病，是中医学最常用的治疗方法，其原理在于以药物本身的阴阳偏性，来调整人体阴阳的偏盛偏衰。药物性能的四气、五味和升降浮沉等药性皆可以用阴阳来归纳。药性，是指药物的寒热温凉的性能，又称四性或四气。能消除或减轻热证的药物，为寒性或凉性，属阴；而能够消除或减轻寒证的药物，则为温性或热性，属阳。药味主要包括酸、苦、甘、辛、咸五味，另有淡味。其中，辛、甘、淡属阳，酸、苦、咸属阴。升降浮沉，是指药物进入体内后的作用趋向。其中升浮药，其性多具有上升、发散的特点，为阳，如解表药、开窍药、催吐药等；沉降药，多具有内收、泻下、重镇的特点，属阴，如清热药、泻下药、安神药等。见表2-3。

表 2-3 药物性质的阴阳分类表

属性	四气（性）	五味	升降浮沉	中药举例
阳	温热	辛甘淡	升浮	发汗药、解表药、催吐药、开窍药
阴	凉寒	酸苦咸	沉降	清热药、泻火药、安眠药、泻下药

第二节 五行学说

五行学说，是研究五行的运动变化规律，并用以认识世界、解释宇宙变化的古代哲学理论，属于古代的系统论与方法论。

一、五行的基本概念

五行，是木火土金水五种属性及其运行变化。《说文解字》云："行，道也。"行，本义为道路，引申为运行变化。

五行学说的起源，一般认为有五方说、五星说、五材说之不同。早在殷商时期，已有了五方的概念，如在殷商甲骨文中有"东土受年……西土受年……王贞受中商年"等记载。五星是指九大行星中肉眼可见的辰星（水星）、太白星（金星）、荧惑星（火星）、岁星（木星）和镇星（填星，土星）五大行星。五星的运行有一定规律，并与四时气候的变化密切相关，如《史记·历书》说："黄帝考定星历，建立五行。"

目前较公认的是五材说。五材即水、火、金、木、土五种常用的物质，这些物质是百姓日常生活和生产劳动不可缺少的材料。如《左传》说："天生五材，民并用之，废一不可。"《尚书》亦云："水火者，百姓之所饮食也；金木者，百姓之所兴作也；土者，万物之所资生，是为人用。"在此基础上，古人抽象出五行的特性，即《尚书·洪范》说："水曰润下，火曰炎上，木曰曲直，金曰从革，土爰稼穑。"五行之间存在着生克制化关系，从而维持事物的相对稳定与发展变化。

二、五行学说的基本内容

（一）五行的特性

木曰曲直：是指木的性质是有曲有直，枝条柔和，并向上向外生长舒展；引申为生长、升发、条达、舒畅等作用或性质。

火曰炎上：是指火的性质为温热、上升；引申为温热、向上、升腾等作用和性质。

土爰稼穑：稼即播种谷物，穑指收割谷物。土爰稼穑，是指土的特点是能播种和长养农作物；引申为长养、生化、承载、受纳等作用和性质。

金曰从革：从即顺从，随从；革指变革，引申为沉降、肃杀、收敛、清洁等作用和性质。

水曰润下：是指水的性质为滋润和下行，即所谓"水往低处流"。引申为滋润、下行、寒凉、闭藏等作用和性质。见表2-4。

表2-4 五行的特性表

五行特性	本义	引申义（特性）
木曰曲直	曲，弯曲；直，不弯曲	生长，升发，条达，舒畅
火曰炎上	炎，热；上，上升	炎热，向上，升腾
土爰稼穑	稼，春种；穑，秋收	长养，承载，生化，受纳
金曰从革	从，顺从；革，变革	肃杀，沉降，收敛，清洁
水曰润下	润，滋润；下，向下	滋润，下行，寒凉，闭藏

（二）事物五行属性的归类

事物五行属性的归类方法有二：一是取象比类法，即从事物的形象或性质中找出能反映其本质的特有征象，并与五行的特性相比较，然后将其归为五行中某一行的方法。如肝主疏泄，调畅气机，主升主动，与木升发、调达舒畅的性质相似，故肝属木；脾主运化，为气血生化之源，营养全身，与土性相似，故脾属土；肺司呼吸，以肃降为主，与金性相似，故肺属金等。再以方位为例：东方为太阳升起之处，与木的升发特性相似，故东方属木；西方为太阳下降之处，与金沉降、收敛之性相似，故西方属金；南方、北方亦如此；中央古指中原地区，因其土地肥沃，物产丰富，与土性相似，故中央属土。

二是推演络绎法，是根据已知事物的五行属性，推演归纳其他相关事物，从而确定其五行归属的方法。如已知肝在五行属木，而肝和胆相表里，在形体上与筋关系最密切，开窍于目，爪甲可以反映肝的精华。由此推演，胆、筋、目、爪等在五行均属于木。其他脏腑亦如此。依据以上两种方法，将自然界与人体的相关事物进行归类，见表2-5。

表 2-5　事物属性的五行归类表

自然界										五行	人体								
五音	五畜	五果	五谷	五味	五色	五化	五气	方位	季节		五脏	六腑	五体	五华	五官	五志	五声	五液	五神	变动
角	鸡	李	麦	酸	青	生	风	东	春	木	肝	胆	筋	爪	目	怒	呼	泪	魂	握
徵	羊	杏	黍	苦	赤	长	暑	南	夏	火	心	小肠	脉	面	舌	喜	笑	汗	神	忧
宫	牛	枣	稷	甘	黄	化	湿	中	长夏	土	脾	胃	肉	唇	口	思	歌	涎	意	哕
商	马	桃	稻	辛	白	收	燥	西	秋	金	肺	大肠	皮	毛	鼻	悲	哭	涕	魄	咳
羽	彘	栗	豆	咸	黑	藏	寒	北	冬	水	肾	膀胱	骨	发	耳	恐	呻	唾	志	栗

（三）五行之间的相互关系

1. 五行的生克制化

（1）五行相生　是指五行之间存在的依次递相滋生、助长、促进的关系。其次序为：木生火，火生土，土生金，金生水，水生木，循环往复。

每一对相生关系中，都存在着生我者和我生者两个方面。其中生我者，为我之母；我生者，为我之子。所以相生关系又称为母子关系。如水生木，则水为木之母，木为水之子；木生火，则木为火之母，火为木之子。见图2-3。

（2）五行相克　是指五行之间存在的依次递相克制、制约的关系。其次序为，木克土，土克水，水克火，火克金，金克木，依次相克，循环往复。即如《素问·宝命全形论》所说："木得金而伐，火得水而灭，土得木而达，金得火而缺，水得土而绝，万物尽然，不可

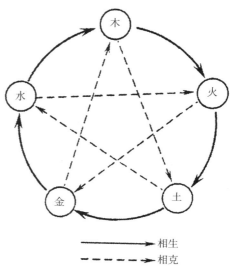

相生
相克

图2-3　五行生克图

胜竭。"见图2-3。

由于相克关系分为"克我"和"我克""克我"者为"我所不胜""我克"者为"我所胜"。因此，相克关系又称"所胜所不胜"关系。如木克土，则土为木之"所胜"，木为土之"所不胜"。

（3）五行制化　是指五行之间存在的生中有制、制中有生，相互生化、相互制约的关系。五行制化广泛存在于五行的相生与相克关系之中，如木生火，火生土，木克土，即生中有制；土克水，水克火，火生土，即克中寓生。如此生中有制，制中有生，相反相成，从而维持和促进事物的协调平衡和发生发展。

2. 五行乘侮与母子相及

（1）五行相乘　是指五行中的某一行对其所胜一行的过度制约，又名"倍克"。其次序与相克次序相同，即木乘土，土乘水，水乘火，火乘金，金乘木。相乘的原因有二，一是太过相乘，即由于五行中的一行过于强盛，而导致五行相乘，如木旺乘土；二是不及相乘，指五行中的一行过于虚弱，则克它的一行相对亢盛，从而造成的相乘，如土虚木乘。见图2-4。

（2）五行相侮　是指五行中的某一行对其所不胜一行的反向克制，又称"反克"。其次序与相克次序相反，即木侮金，金侮火，火侮水，水侮土，土侮木。五行相侮包括太过相侮和不及相侮。太过相侮，如木气过亢，不仅不受金的制约，而且反向克制金，称为木旺侮金。不及相侮，如土气过衰，不仅不能制约水，反被水制约，称为土虚水侮。见图2-4。

相乘与相侮，两者皆为异常相克，皆有太过与不及两种原因，其不同在于二者次序相反，但二者多同时发生。如正常情况下，金克木，木克土。若木气过旺，则既可引起木旺乘土，也会导致木旺侮金；若木气不足，则既可见木虚金乘，亦会见木虚土侮。

（3）母子相及　包括母病及子与子病及母。母病及子，如水为木之母，若水亏不足，无力生木，则致木干枯，出现水竭木枯，母子俱虚。子病及母，如心为肝之子，心血不足引起肝血亏虚，导致心肝血虚。母子俱病一般有两种情况：一是母子俱实，如心肝火旺，一是母子俱虚，如肝肾阴虚。

3. 五行的模式（中土五行）

中土五行，是土居中央，木火金水位于四方的五行模式，是突出土生万物，

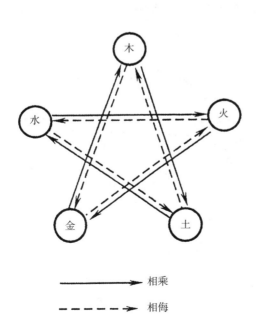

→　相乘
------→　相侮

图2-4　五行乘侮图

土控四行的作用。中土五行模式源于古人对方位与季节认识的"河图"：木位东方，应春季；金居西方，应秋季；水位北方，应冬季；火居南方，应夏季；而土居中央，应四时（见图2-5）。《素问·金匮真言论》和《素问·阴阳应象大论》等对中土五行，以及五行与五脏的关系有详细论述。

中土调控木火金土四行。土位中央，能生万物，是自然万物生成收藏的基础，如《国语·郑语》说："以土与金木水火杂，以成百物。"中央土，对四时气化的调节也具有重要作用，如《管子·四时》说："中央曰土，土德实辅四时入出……春赢育，夏养长，秋聚收，冬闭藏。"

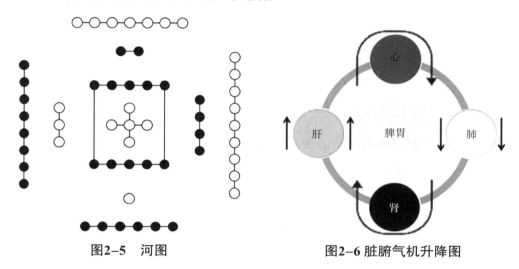

图2-5　河图　　　　　　　　图2-6　脏腑气机升降图

受中土五行的影响，中医学将五脏配属五行，构建了脾居中央，肝心肺肾居四旁的四时五脏阴阳理论体系：肝属木，位东方，通于春，为阳中之少阳；心属火，位南方，通于夏，为阳中之太阳；肺属金，位西方，通于秋，为阴中之少阴；肾属水，位北方，通于冬，为阴中之太阴；脾属土，居中央，主四时，为阴中之至阴。如此形成肝升于左、肺降于右，心布于表、肾治于里，脾居中央的藏象理论（见图2-6）。而脾居中央，旺四时，以灌四傍的理论，对后世脾胃学说的创立与发展具有重要的启发和指导作用。

三、五行学说在中医学中的应用

（一）说明五脏的生理功能及其相互关系

1. 说明五脏的生理功能　一是以取象比类法将五脏归属于五行。如木曰曲直，而肝主疏泄、喜条达而恶抑郁，故肝属木；火曰炎上，而心主血、为阳中之太阳，故心属火；土爱稼穑，而脾主运化、为气血生化之源，故脾属土；金曰从革，而肺主宣降，以清肃为主，故肺属金；水曰润下，肾主水，以封藏为主，故肾属水。二是以推演络绎法归属人体及自然界的相关事物，如四时气候、药食五色、五味等与人体的五脏六腑、五官、五体、五液、五志等联系起来，将人体的内外环境联结成一个整体。

2. 说明五脏之间的相互关系 如肝生心，即木生火，肝藏血的功能，可促进心主血脉的功能；心生脾，即火生土，心阳温煦脾阳，助脾运化；脾生肺，即土生金，脾化生精微上输至肺，助肺宣降；肺生肾，即金生水，肺通调水道，以助肾主水的功能；肾生肝，即水生木，肾藏精以滋养肝血。

以五行相克说明五脏之间相互制约的关系，如肝克脾（即木克土），肝主疏泄能调节脾主运化，防止脾气壅滞；脾克肾（即土克水），脾主运化水湿可以制约肾水，防止肾水泛滥；肾克心（即水克火），肾水上行以制约心火；心克肺（即火克金），心主火，火的升动能制约肺气，防止下降太过；肺克肝（即金克木），肺主肃降，能防止肝升太过。

（二）说明五脏病变的相互影响

1. 说明五脏与发病季节的关系 如五脏外应四时，时令又分主五气，春、夏、长夏、秋、冬，各有风、暑、湿、燥、寒不同气候，与五脏肝、心、脾、肺、肾相对应。故春季多发肝病，夏季多发心病，长夏季节多湿病，秋天多肺病，冬季多发肾病。

2. 说明五脏病变的相互传变 相生关系的传变，包括"母病及子"和"子病及母"两个方面。"母病及子"，是指疾病由母脏传至子脏。如肾为肝之母，肾阴不足，导致肝阴不足、肝阳上亢，称为水不涵木。"子病及母"，是指疾病由子脏传至母脏。如心火旺导致肝火旺，而见心肝火旺；心血不足，导致肝血亏虚，出现心肝血虚。

相克关系的传变，包括相乘传变与相侮传变。相乘传变，包括太过相乘与不及相乘。如肝能克脾，若肝气过旺，则能乘脾，称为肝气乘脾；若脾气先虚，亦可导致肝乘，称为脾虚肝乘。相侮传变，亦有太过相侮与不及相侮。如在生理上肝克肺，即肝的升发能抑制肺的肃降。若肝的升发太过可导致肺降不及，出现咳嗽、气急等病证，称为肝火犯肺；若肺气先虚，亦可见肝气相侮，称为肺虚肝侮。

（三）指导疾病诊断

由于人体自身以及人与自然界之间，通过五行连接成统一的有机整体，因此，在临床上就可以根据病变的五行属性，来判断疾病所属的脏腑。在四诊方面，常根据面部五色、口中五味及患者的脉象的不同，推测疾病所属的脏腑。如面红、口苦、脉数，多为心火；若面色萎黄、口中甜腻、脉象濡缓，则为脾虚之证。若脾虚的患者，面呈青色，则为木来乘土；若心脏病患者，面呈黑色，则为水来乘火。

（四）指导疾病的治疗

1. 阐释中药性质　不同的药物，由于其生长区域、成熟季节不同，或所取药用部位不同，所禀受自然界之气有别，因而具有不同的颜色和味道，与不同的脏腑具有亲和性。即药物五色（青、赤、黄、白、黑）五味（酸、苦、甘、辛、咸）通过五行的联络，分别归属于肝、心、脾、肺、肾五脏。如石膏、桑白皮色白入肺经以清泄肺热；朱砂、丹参色赤入心经以镇心安神、活血养血；熟地黄色黑入肾能滋补肾阴；党参、大枣味甘入脾经可补益脾气；黄连、莲子心味苦入心经能清心泻火。

2. 控制疾病传变　任何疾病皆有其发展与传变的规律，临证应当根据其传变规律，及早采取措施防止疾病的发展与传变。如《难经·七十七难》所说："上工治未病者，见肝之病，知肝传脾，当先实脾。"

3. 确定治则治法

（1）根据相生关系确定的治则与治法　治疗原则为：虚则补其母，适用于母子俱虚证。实则泻其子，适用于母子俱实证。根据相生关系确立的治法有：

滋水涵木法，即滋肾阴以养肝阴之法，适用于肝阴不足或肝阳上亢证，可选用镇肝息风汤，或三甲复脉汤加减。

益火补土法，在此火指命门之火（肾阳），即通过温肾阳以补脾阳之法，适用于脾肾阳虚证，可选用附子理中汤，或真武汤加减。

培土生金法，即健脾气以补肺气的治法，适用于脾肺气虚证，可选用四君子汤，或玉屏风散加减。

金水相生法，即肺肾同治法，是补肺阴以滋肾阴，或养肾阴以润肺阴之法，适用于肺肾阴虚证，可选用麦味地黄丸。

（2）根据相克关系确定的治则与治法　治疗原则为：抑强，适用于太过所致相乘相侮。扶弱，适用于不及所致相乘相侮。根据相克规律确定的治法有：

抑木扶土法，是疏肝与健脾相结合的治法，又称疏肝健脾法、疏肝和胃法，适用于肝脾不和或肝胃不和之证，可选择逍遥散，或疏胡疏肝散加减。

培土制水法，是用健脾利水治疗水湿停聚的治法，适用于脾虚不运所致的水肿胀满证，可选用实脾饮，或参苓白术散加减。

佐金平木法，是清肃肺气抑制肝木的治法，又称泻肝清肺法，临床多用于肝火偏盛，影响肺金清肃之证，可选用黛蛤散合清金化痰汤，或龙胆泻肝丸加减。

泻南补北法，是泻心火与滋肾水相结合的治法，又称泻火补水法、滋阴降火法，适用于心肾不交证，可选用交泰丸，或黄连阿胶汤加减。

4. 指导针灸及精神疗法

（1）指导针灸疗法　在针灸治疗中，古人将手足十二经脉上近手足末端的五腧穴与五行相配属，然后根据不同病情，运用五行的生克规律，选择不同腧穴进行治疗。如治疗肝经火旺，可泻肝经荥穴（火穴）行间，或泻心经荥穴（火穴）少府；治疗肝血不足，则须补肝经合穴（水穴）曲泉，或补肾经合穴（水穴）阴谷，以达到泻实补虚，恢复脏腑正常功能之效果。见表2-6。

表 2-6　五腧穴的五行配属表

五　腧　穴		井	荥	输	经	合
特　点		出	留	注	行	入
五行	阴经	木	火	土	金	水
	阳经	金	水	木	火	土

（2）指导精神治疗　由于五脏肝、心、脾、肺、肾，分别与怒、喜、思、悲、恐五志相配属，五志太过则伤及相应的五脏。临床上可通过五志相胜关系治疗相应疾病，如怒伤肝，悲胜怒，即金克木；喜伤心，恐胜喜，即水克火；思伤脾，怒胜思，即木克土；忧伤肺，喜胜忧，即火克金；恐伤肾，思胜恐，即土克水。如此通过五志的制约关系，达到治疗疾病的目的。

第三章　中医学生命观

　　中医学生命观是指中医学对人的生命客体的认识，是在整体观思想指导下，通过对人体生理病理现象的观察，研究人体脏腑组织、气血津液、经络的组成及生理病理，人体体质的差异及其与健康和疾病的关系。人体是以五脏为中心，通过经络系统"内属于脏腑，外络于肢节"，将六腑、五体、五官、九窍、四肢百骸等全身脏腑形体官窍联结成有机整体。同时，气血津液是构成人体和维持人体生命活动的基本物质。这些物质分布、贮藏、运行于各个脏腑形窍之中，维系着脏腑各自的功能。具有天人合一、五脏一体、形神合一等特点，包括藏象学说、气血津液学说、经络学说和体质学说，是中医学的理论核心，也是中医学基本理论最主要的组成部分。

扫一扫看课件

第一节　藏象学说

　　藏象，首见于《素问·六节藏象论》："帝曰：藏象何如？岐伯曰：心者，生之本，神之变也，其华在面，其充在血脉，为阳中之太阳，通于夏气……"藏，是指藏于体内的脏腑组织器官；象，是指内部脏腑组织器官表现于外的各种征象。即如张介宾《类经·藏象类》所注："象，形象也。藏居于内，形见于外，故曰藏象。"因此，藏象是指藏于体内的内脏及其表现于外的生理和病理现象，以及与自然界相应的事物和现象。

　　藏象学说，即是通过对人体生理病理现象的观察，研究人体脏腑组织的生理功能、病理变化及其相互关系的学说。藏象学说认为，人体各脏腑虽然深藏于体内，难以进行直观观察，但这些脏腑通过经络与体表的组织相互联系，内脏有病，其对应的体表组织可出现异常反应，出现各种症状和体征。临床上，通过观察这些病理现象，根据它们与人体脏腑的联系，即可以推断内部脏腑的病变，为治疗用药提供依据。

藏象学说的形成，经历了漫长的历史进程，是历代医家在长期的临床实践基础上，逐渐形成发展起来的，主要包括以下几方面。

1. 古代解剖实践的基础 早在远古时期，人们通过宰杀猎物及解剖战后的尸体，对动物及人体内部器官进行了早期的观察。随着医药活动的开展，人们迫切需要了解人体内部器官的部位与形态。因此，人们对人体器官的解剖观察成为有意识的自觉行动，并力求和医疗实践结合起来。《灵枢·肠胃》中详细地描述了胃肠的形状、容量、位置、长短等。而在《难经》中对很多脏腑的部位形态，亦都有比较详细的记载，由此奠定了藏象学说的形态学基础。

2. 长期以象测藏的观察 古代解剖对人体有一定的认识，但不足以完全说明复杂人体的生理病理，为此基于"有诸内必行诸外"的原理，通过"视其外应，以知其内脏"的方法，经过长期大量的实践，细致地观察了人体外在的各种生理、病理现象，以象测藏，推测出人体脏腑的生理功能、病理变化及其相关联系，进而形成了较为系统的藏象理论，这是藏象理论形成的主要方面。

3. 反复医疗实践的验证 古人在长期与疾病做斗争的过程中，观察到某些病理现象与相应的脏腑之间存在着一定的联系，而调整脏腑的功能，又往往可以使病理现象消失，因而通过分析这些病理现象与治疗效应的对应关系，即可以反证某些脏腑的生理功能。

藏象学说以内脏腑为基础，根据脏腑的部位形态与功能特点的不同，将脏腑系统分为五脏、六腑和奇恒之腑。五脏，即心、肺、脾、肝、肾，形态上多为实质性脏器，其功能特点是化生、贮藏精气，藏而不泻。如《素问·五脏别论》说："五脏者，藏精气而不泻也，故满而不能实。"六腑，即胆、胃、小肠、大肠、膀胱、三焦，其形态上多空腔性器官，功能特点是传化水谷，泻而不藏，以通为用，故称其为"泻而不藏"。奇恒之腑，即脑、髓、骨、脉、胆、女子胞，形态上多为中空类腑，但其功能多贮藏精气而与六腑有别，故将其称为"奇恒之腑"。

藏象学说在其形成和发展过程中，形成了鲜明的特点，主要表现为：一是以五脏为中心的整体观。人体以五脏为核心，在内联络六腑、奇恒之腑及各形体诸窍，在外则通过"天人相应"与自然界构成系统联系。在五脏中又以心作为最高主宰，形成了高度调节和自控的系统。二是藏象学说的脏腑具有独特的内涵。中医学的脏腑不仅指某个形态学的器官，更是一种理论模型，其蕴含的相互联系和调控规律已大大地超越了形态学，并贯穿于生理、病理、诊断、治疗的各个方面，成为中医学最具特色的理论学说之一。

一、五脏

五脏，即心、肺、脾、肝、肾五个脏器的合称，其共同生理功能是化生和贮藏精气，藏神。藏象学说以五脏为中心，在内联络六腑和其他组织器官，在外则通应自然界的四时阴阳，从而形成了五个独特的生理病理系统。

（一）心

心位于胸腔，居横膈之上，外为心包络裹护，内有孔窍相通。如《类经图翼·经络》说："心象尖圆，形如莲蕊。"心在阴阳属性中被称为"阳中之阳"，在五行中属火。心的主要生理功能为主血脉，主神志。心与小肠互为表里。其在体为脉，其华在面，在窍为舌，在志为喜，在液为汗，与自然界夏气相互通应。

1. 心的主要生理功能

（1）心主血脉 是指心气推动血液在经脉内运行的生理功能。心脏位于胸中，跳动不息，通过经脉把血液输送到各脏腑组织器官，以维持人体正常的生命活动。心、脉和血构成一个相对独立的系统，且由心所主。

心脏推动血液在经脉内循行的功能，全赖于心气的作用。在生理上，心气充足，推动血液运行的功能正常，气血运行通畅，表现为面色红润而有光泽，脉搏节律均匀，和缓有力。各脏腑器官得到心输送气血的充养，才能够发挥各自的生理功能。

（2）心主神志 又称心主神明或心藏神，是指心为神志活动产生的主要场所。神有广义和狭义之分，广义之神是指人体生命活动的外在反映，它可以通过人的眼神、面色、语言、反应和形体姿态动作等，综合反映于人体外部，又称为"神气"。狭义之神是指人体的精神、意识、思维等活动。心主神志，是指心具有主持人体精神、意识、思维等活动的作用。

心主神志主要理论依据有：一是整体观念，五脏藏神，人体各种生理功能包括神志活动，统属于五脏，以五脏精气为物质基础。二是心是神志活动产生的主要场所。因为心为君主之官，神明之府，是五脏六腑之大主，是精神活动产生和依附的脏器。三是认为血液是神志活动的物质基础。心主血脉，推动血液运行周身，从而维持人的整个生命活动，包括脑的精神活动。心通过主血脉而起到了主神志的作用。

2. 心的相关联系 包括心与形体、官窍及与志、液、时的关系。形体是指皮、肉、筋、脉、骨，简称为"五体"。官窍，即五官九窍，是人体内部脏腑与外界相通应的门户，也是反映五脏信息的窗口。志，指与五脏关系密切的情志变化；液，即由津液化生并与五脏关系密切的五种体液；时，是指与五脏关系密切的时令季节。

（1）在体合脉，其华在面 脉主要功能是通行气血，联络周身。经脉与心脏直接相连，心脏不停地搏动，推动血液在经脉内循行，维持人体的生命活动，故脉与心脏的联系最为密切。五脏各有其外华，是五脏精气反映于外的象征。因面部的气血较为丰富，心脏气血的精华最易反映于面部，故称心"其华在面"。心气旺盛，血脉充盈，则面部红润光泽。反之，心气不足或心血亏虚，则面白无华；心脉瘀阻，则面色青紫。

（2）在窍为舌 舌的主要功能是主司味觉，表达语言。舌的功能依赖于心主血脉与主神志，通过舌诊来诊断心的病变，故称"舌为心之苗"。如心血充盈，则舌体红活荣润，味觉灵敏，语言流畅。若心血不足，则舌淡瘦薄；心火上炎，则舌红生疮；心血瘀阻，则见舌质紫暗。

（3）在志为喜 是指心的生理功能与喜有关。心气充沛，心血充盈，心神正常，则精神愉快，心情舒畅。而喜乐愉悦的心情，又可使气血条达，血脉通畅。若心气不足，神失所养，可见悲忧欲哭；痰火内扰，心神失常，则见喜笑不休。

（4）在液为汗 汗是津液经阳气蒸化从汗孔排泄于外的液体。由于汗为津液所化，血与津液又同出一源，均为水谷精微所化生，故谓"血汗同源"。心主血脉，血汗同源，所以中医称为"汗为心之液"。若心气虚，可见气短、自汗；心阴虚，可见潮热、盗汗。若汗出过多，也可耗散心气或心血，而见体倦短气，心悸怔忡等。

（5）在时为夏 五脏和自然界的四时阴阳相通应，夏季天气炎热，万物生长旺盛。心脏属火，阳气最盛，为阳中之阳，同气相求，故夏季与心相应。如心阳虚衰的患者，其病情往往在夏季缓解；而阴虚阳盛之人，在夏季又往往加重。

【附】心包络

心包络，简称心包，是指裹护在心脏外面的包膜。心包为心脏的外围组织，对心脏有保护作用。中医学认识心为君主之官，不能受邪。如果邪气侵及心脏，即由心包代为受邪。这一论点，在温病学中得到了进一步发挥，如把外感热病过程中所出现的高热、神昏、谵语等神志异常的病理变化，称之为"热入心包"。

（二）肺

肺位于胸腔，横膈之上，上连呼吸道。肺在五脏中位置最高，居于诸脏之上，故有"华盖"之称。肺在阴阳属性中被称为"阳中之阴"，在五行中属金。肺的主要生理功能为主气，主宣发肃降，主通调水道，朝百脉主治节。肺与六腑中的大肠为表里。其在体为皮，其华在毛，在窍为鼻，在志为悲，在液为涕，与自然界秋气相互通应。

1. 肺的主要生理功能

（1）肺主气 是指肺有主持和调节各脏腑经络之气的功能。肺主气包括主呼吸之气和主一身之气两个方面。①主呼吸之气，是指肺为呼吸器官，是体内外气体交换的重要场所。通过肺的呼吸，呼出体内的浊气，吸入自然界的清气。肺不断地呼浊吸清，吐故纳新，完成体内外气体的正常交换。②主一身之气，一是参与全身之气的生成，特别是宗气的生成。宗气是由肺吸入的自然界的清气，与脾胃运化的水谷精微之气相结合而成。由于人体的各种功能活动都与宗气有关，而宗气的生成又依赖于肺的呼吸功能，所以说肺主一身之气。二是通过呼吸调节气机的升降出入运动，从而调节全身气机，维持脏腑的生理功能。

（2）肺主宣发肃降　肺主宣发，是指肺气的向上向外的升宣和布散的生理功能。主要体现于三方面：一是呼出体内浊气；二是布散水谷精微和津液，将脾胃运化的水谷精微，布散于皮毛和周身；三是宣发卫气，卫气来源于水谷精气，通过肺的宣发布散于周身皮毛，发挥其正常的功能。

肺主肃降，是指肺的清肃下降的生理功能。主要体现于三个方面：一是吸入自然界清气；二是向下布散水谷精微和津液，通过肺的肃降，将上焦的水谷精微和津液向下布散，滋养脏腑组织，维持正常的生命活动；三是肃清呼吸道异物。

肺的宣发与肃降，是相反相成的矛盾运动，二者相互依存，相互制约，病理上互相影响。肺的宣发失常可导致肺的肃降不利，肺的肃降不利亦可导致宣发失常。中医在治疗肺部病变时，往往将宣肺和降肺的药结合应用，正是考虑到肺的宣发和肃降功能的辩证关系。

（3）肺主通调水道　是指肺的宣发肃降对人体水液代谢具有疏通和调节作用。一是通过肺的宣发，将水液布散于皮毛和周身，发挥其滋养作用，并在卫气的调节下，生成汗液，排出体外。二是通过肺的肃降，将上焦水液向下布散，多余水液经肾的气化作用下输到膀胱，生成尿液排泄出人体外部。

由于肺位上焦，肺的宣降又对水液代谢具有重要的疏通调节作用，故称"肺为水之上源"。如肺的宣降失常，水液代谢障碍，即可见尿少、颜面和周身水肿。故在治疗时，常在利水药中加入适量的宣降肺气的药物，称之为"提壶揭盖"。

（4）肺朝百脉、主治节　肺朝百脉，指全身的气血均通过经脉朝会于肺。其生理意义，一是气体交换，二是助心行血。血液的运行要靠气的推动，肺朝百脉，将肺气散布于血液之中，可以辅佐心脏，推动血液的运行。

肺主治节，指肺有辅佐心脏对全身进行治理和调节的作用，主要表现在：一是主司呼吸；二是调节气机升降出入；三是肺朝百脉，推动血行；四是通调水道，调节水液代谢。所以说，肺主治节是对肺诸生理功能的高度概括。

2. 肺的相关联系

（1）肺在体合皮，其华在毛　皮毛的功能与肺的关系密切，生理上，肺主宣发，将卫气与水谷精微布散体表，温养肌肤，润泽皮毛，调节腠理开阖，防御外邪。而皮毛也可助肺呼吸，并可防御外邪，防止其由表及里，内侵于肺。在病理上，若肺气亏虚，卫表不固，而见自汗，或易于感冒，或皮毛失濡而见枯槁不泽。若皮毛受邪，亦可内合于肺。如寒邪束表，卫气被遏，除见恶寒无汗、头身疼痛等症外，亦可致肺失宣降，而致胸闷咳喘等症。

（2）肺在窍为鼻，喉为肺之门户　鼻通过呼吸道与肺直接相通，鼻的通气和嗅觉功能，依赖于肺气的作用。生理上，肺布散水谷精微，对鼻有滋养作用。而鼻助肺呼吸，对肺亦有保护作用。在病理上，肺气不宣，可鼻塞流涕，嗅觉降低。喉也是呼吸道的一部分，内连于肺。喉的通气与发声作用，均依赖于肺气的调节与肺津的润养，故称为"肺之门户"。

（3）在志为悲（忧）　是指肺的生理功能与悲（忧）有关。悲即悲伤，是为过去之事感到难过；忧为忧愁，是为未来之事感到担忧。悲忧过度，可伤肺气，"悲则气消"，出现身倦乏力、呼吸气短等症。反之，肺气虚衰或宣降失调，则易于悲忧。

（4）在液为涕　是指鼻涕多少可反映肺的生理病理状态。鼻涕由肺津所化，由肺气的宣发作用布散于鼻窍。肺气充足，则鼻涕润泽鼻窍而不外流。若寒邪袭肺，肺气失宣，肺之津液为寒邪所凝，则鼻流清涕；肺热壅盛，可见流涕黄浊；燥邪犯肺，则见鼻干少涕。

（5）在时为秋　是指肺的功能与时令之秋关系密切。秋季气候多清凉干燥，而肺为清虚之脏，喜润恶燥，故燥易伤肺，而见干咳无痰、口鼻干燥、皮肤干裂等症。

（三）脾

脾位于人体中焦，在横膈之下，左侧腹腔内。脾的阴阳属性被称为"阴中之至阴"，在五行中属土。脾的主要生理功能为主运化，主升，主统血。脾与胃相表里，在体合肌肉，在窍为口，其华在唇，在志思，在液为涎，与自然界的长夏相通应。

1. 脾的生理功能

（1）脾主运化　是指脾具有将饮食物中化为水谷精微并将其运送至全身的作用。包括运化水谷和运化水液两个方面。①运化水谷，是指脾有消化吸收和转输水谷精微的生理功能。饮食物的消化吸收，是在胃肠等多个脏器协同作用下完成的，但脾起主导作用。饮食物经口、食道进入胃，经胃的初步腐熟，然后下降于小肠泌别清浊。这期间必须依赖脾气的运化，才能将饮食水谷化为人体必需的精微物质。②运化水液，是指脾对水液的吸收、转输和布散功能。一是摄入人体内的水液，需经过脾的运化转输，气化成津液，通过心肺而到达周身脏腑组织，发挥其濡养滋润作用；二是代谢后的水液，要经过脾的转输而至肺、肾，通过肺、肾的气化作用，化为汗、尿等排出体外，以维持人体水液代谢的协调平衡。人出生之后，全身脏腑组织皆赖气血津液的供养，而气血津液的化生与充实，则源于脾的运化，故称"脾为后天之本""气血生化之源"。

（2）脾主升　是指脾气具有升输精微和升提脏器的作用。一是升输精微。通过脾气的作用，将水谷精微上输于心肺和头面部，经心肺化为气血而输布周身，而到达头面部的水谷精微则可滋养面部清窍，维持其生理功能。二是升提脏器，防止下垂。即脾气的上升作用，还可以对内脏起升托作用，使其恒定在相应位置。

（3）脾主统血　是指脾具有统摄血液在经脉内运行而防止其逸出脉外的作

用。血液的正常运行除了靠心气的推动，也赖于脾气的统摄。脾的统血功能为血液的运行提供了控制力和约束力，使血液循经而行而不致逸出脉外，防止其出。脾主统血，全赖于脾气，只有脾气强健，统血功能正常，血液才得以正常运行而不逸出脉外。

2. 脾的相关联系

（1）在体合肌肉，主四肢　肌肉有主司运动，保护内脏等功能。《素问·痿论》说："脾主身之肌肉。"四肢是肌肉比较丰厚的部位。四肢、肌肉全赖于脾运化的水谷精微充养。脾气健运，气血生化有源，四肢、肌肉得到充足的水谷精微的充养，则肌肉丰满，收缩自如。若脾失健运，气血亏虚，肌肉失养，则肌肉瘦削，倦怠无力。

（2）在窍为口，其华在唇　口味的变化，常可反映脾的功能。唇位于口腔前缘，唇的色泽变化也常反映脾的功能。脾气健运，则食欲旺盛，口味正常；若脾失健运，湿浊内生，则见食欲不振、口淡乏味，或口腻口甜等。故临床上，通过询问患者饮食口味情况和观察唇的变化，可以诊断疾病，帮助辨证用药。

（3）在志为思　是指脾的生理功能与情志之思相关。脾失健运，气血不足，常见思维迟钝，或思虑不决。若思虑过度，或所思不遂，亦会影响脾气的运化，导致脾气郁结，而见纳呆不饥、脘腹胀闷、头目眩晕等症。

（4）在液为涎，涎为唾液中较清稀的部分，有助消化的作用，而脾主运化，故在液为涎。脾气健运，则化涎充足，饮食得化；若脾胃不和，或脾气不摄，则常致涎液增多，甚则口角流涎等症。

（5）在时为长夏　五脏应五季，脾与四季之外的"长夏"（即阴历六月）相通应。长夏之季，气候炎热，雨水较多，天阳下迫，地气上腾，湿为热蒸，蕴酿化生，万物华实，合于土生万物之象。长夏之湿虽主生化，而湿之太过，反困其脾，使脾运不展。故至夏秋之交，脾弱者易为湿伤，诸多湿病由此而起。

一年分四时，又有"脾主四时"之说。脾主四季之末的各十八日，表明四时之中皆有土气，而脾不独主一时。

（四）肝

肝位于腹部，横膈之下，右胁之内。肝的阴阳属性为"阴中之阳"，在五行中属木。肝的主要生理功能为主疏泄，主藏血。肝与六腑中的胆相为表里。其在体为筋，在华在爪，在窍为目，与自然界春气相互通应。

1. 肝的主要生理功能

（1）肝主疏泄　是指肝具有疏通、宣泄全身气血津液的生理功能。主要包括以下几个方面。

1）调畅气机　人体的各种生理功能，包括呼吸、饮食物的消化、水液的代谢、血液的运行以及生殖功能等，都有赖于气的推动，受肝主疏泄功能的调节。

所以，肝主疏泄，调畅气机，对全身的生理功能均有重要的影响。

2）促进血行津布　血的运行依赖于气的推动，受肝主疏泄功能调节。水液代谢也依赖于气的升降出入运动。肝的疏泄可通利三焦，促进肺、脾、肾等脏的气化，有利于水液正常代谢。

3）促进脾胃运化　饮食物的消化吸收，主要依赖于脾胃的运化功能，但脾胃之间的纳运升降运动是否协调平衡，则又要依赖于肝的疏泄功能是否正常。一是促进脾胃的升降。饮食物的消化吸收，要经过胃的受纳腐熟，小肠的分别清浊，而水谷精微则要经过脾的运化升清，才能上输于心肺，随气血运行周身。而脾升胃降的气机运动，则受到肝气疏泄功能的调节。肝主疏泄正常，则脾胃气机调畅，清浊升降有序。二是调节胆汁的分泌与排泄。胆汁分泌于肝，贮存于胆，泄于小肠。胆汁的分泌与排泄，依赖于肝的疏泄功能，肝主疏泄正常，胆汁得以正常的分泌和排泄，脾胃的运化功能正常；反之，则脾胃运化失常。

4）调畅情志　情志是人对外界客观事物刺激所产生的情感变化，与肝的疏泄功能密切相关。人的情志活动，以气血为物质基础，而肝主疏泄，调畅气机，促进气血的运行，故能调畅情志。

5）调节生殖功能　在女性调节女子胞的功能，女子胞主管月经和孕育胎儿，以气血为物质基础，而肝主疏泄，调畅气机，促进气血的运行。同时，肝又主藏血，调节血量，为女子胞输送气血，以维持其正常的生理功能。故又称"女子以肝为先天"。在男性，精液的正常排泄，也是肝主疏泄与肾主藏精协调的结果。

（2）肝主藏血　是指肝脏具有贮藏血液、调节血量的生理功能。人体的血液由脾胃消化吸收来的水谷精微化生。血液生成后，一部分被各脏腑组织器官直接利用，另一部分则流入到肝脏贮藏起来。当人体活动量增加时，血液需求量亦增加时，肝脏即可将贮藏的血液适时调整到相应部位，保证脏腑组织器官有充足的血液供应。而当人体活动量减少，血液量需求也相应减少时，一部分血液又流回肝脏，以贮藏之，肝脏即通过自身的藏血功能来调节全身的血量分布。

肝的调节血量的功能，是以贮藏血液为前提的，只有充足的血量贮备，才能有效地进行调节。但是，将贮藏于肝内之血液输布于外周的作用，实际上即是肝的疏泄功能在血液运行方面的表现。只有在肝气冲和调达的情况下，贮存于肝内的血液才能向外周布散。因此，肝气调节血量的功能，必须在藏血与疏泄功能之间协调平衡的情况下，才能正常发挥作用。

此外，藏象学说中还有"肝藏魂"之说。魂乃神之变，是神所派生的。魂与神一样，皆是以血为其主要物质基础，心主血，故藏神；肝藏血，故藏魂。肝的藏血功能正常，则魂有所舍。

2. 肝的相关联系

（1）在体合筋，其华在爪　筋即筋膜，附着于骨而聚于关节，联结关节肌肉、主司运动的组织。筋膜有赖于肝血的滋养，才能强健有力，活动自如。《素问·六节藏象论》称肝为"罢极之本"，是说肢体关节运动的能量来源，全赖于肝藏血充足和调节血量功能的正常。其华在爪，是指爪甲的荣枯，可反映肝血的盛衰。爪，包括指甲和趾甲，乃筋之延伸到体外的部分，故称"爪为筋之余"。肝血充足，则爪甲坚韧，红润光泽；若肝血不足，则爪甲失养，而见薄脆易折，枯槁无泽，甚则变形。

（2）在窍为目　目的功能与肝直接相关，因肝的经脉上连目系，肝血对目有重要的滋养作用。若肝血不足，则目干无神，视物不清；若肝经风热，则目赤痒痛；肝火上炎，则目赤肿痛；肝风内动，则见目睛上吊，两目斜视等。

目与五脏六腑均有着较密切的关系。如《灵枢·大惑论》说："五脏六腑之精气，皆上注于目而为之精。精之窠为眼，骨之精为瞳子，筋之精为黑眼，血之精为络，其窠气之精为白眼，肌肉之精为约束。裹撷筋肉血气之精而与脉并为系，上属于脑，后出于项中。"后世医家在此基础上形成了中医眼科学中的"五轮"学说。两眦血络为血轮，以应心；白睛为气轮，以应肺；黑睛为风轮，以应肝；瞳子为水轮，以应肾；上下眼睑为肉轮，以应脾；五轮学说，对中医眼科疾病的治疗具有重要的指导意义。

（3）在志为怒　是指肝的功能与情志之怒关系密切。怒本情之正，但大怒或郁怒不解，则可引起肝气郁结，气机不畅，导致肝气上逆，血随气逆，而见面红目赤，头胀头痛，甚至呕血或昏厥等，如《素问·举痛论》说："怒则气逆，甚则呕血及飧泄。"而肝病亦常见发怒或郁怒等，如《素问·脏气法时论》说："肝病者，两胁下痛引少腹，令人善怒。"肝气上逆，肝火上炎，肝阳上亢等，多见急躁易怒，甚至暴怒等。

（4）在液为泪　泪由肝血所化，有濡润、保护眼睛的功能。在正常情况下，泪液的分泌，濡润而不外溢。若肝血不足，泪液减少，则两目干涩；如风火赤眼，肝经湿热，可见目眵增多，迎风流泪等。

（5）在时为春　是指肝的功能与四时之春关系密切。春季为一年之始，阳气始生，万物勃发，欣欣向荣。而肝主疏泄，恶抑郁而喜条达，为"阴中之少阳"，故通于春气。春季天气转暖而风气偏胜，人体之肝气应之而旺，故肝气偏旺、肝阳偏亢或脾胃虚弱之人在春季易发病。而春季多风，风属木，故风气通于肝，临床上凡动摇不定、善行数变的病证，多称为"肝风"。

（五）肾

肾位于腰部，腹腔之内，脊柱两旁，左右各一。肾在阴阳属性中被称为"阴中之阴"，在五行中属水。肾的主要生理功能为藏精，主生长发育与生殖，主水，主纳气。肾与六腑中的膀胱相为表里。其在体为骨，在窍为耳及二阴，其华在发，与自然界冬气相互通应。

1. 肾的主要生理功能

（1）肾藏精　是指肾有贮藏人体精气的作用。肾所藏的精包括先天之精和后天之精。先天之精即来源于父母两性的生殖之精，它是构成胎儿的原始物质，又是繁衍后代的物质基础，故又称之为"生殖之精"。后天之精来源于父母，出生后依赖于脾胃的运化功能从饮食物当中摄取的水谷之精，具有滋养脏腑功能，故又称为"脏腑之精"。

肾藏之精，可以转化为肾气。而肾中精气的盛衰，决定着人的生长、发育与生殖。《黄帝内经》认为，人从幼年开始，肾的精气就逐渐充盛，出现齿更发长的生理变化；到了青春期，肾的精气进一步充盛，身体迅速发育，天癸至，具备生殖力，表现为女子月经来潮，男子精气排泄。天癸是指肾中精气充盛到一定程度所出现的促进并维持生殖功能的物质。进入中年，肾的精气逐渐衰减，形体开始衰老，表现为发堕齿槁等；到了老年，肾的精气进一步衰减，形体衰老，天癸枯竭，女子出现绝经，男子可停止排精，从而失去了生殖力。可见，人的整个生命活动的生、长、壮、老、已的过程，均是肾中精气由弱到强，由盛转衰直至消亡的过程。肾中精气充足，则生长发育正常，生殖能力旺盛。若肾中精气不足，则见小儿生长迟缓，如五迟（立迟、语迟、行迟、发迟、齿迟），五软（头软、项软、手足软、肌肉软、口软）；在成人则为早衰，出现耳鸣耳聋，齿摇发脱等症。

肾藏精，主生长发育与生殖的理论，对养生保健具有十分重要的指导意义。保养肾中精气，是中医防止过早衰老，促进生殖功能以至延年益寿的基本原则。而精与血之间互生互化，肾藏精，精可以生血。因此，在治疗血虚证时，常在补血药的基础上，加入适量的补肾填精药，用以增强补血效果。

（2）肾主水液　是指肾具有主持和调节水液代谢的作用。水液代谢是一个复杂的生理过程，是在多个脏腑器官相互协调的作用下完成的，但肾在水液代谢中起着决定性的作用。一是肾的气化作用对全身水液代谢的促进作用。进入人体内的水液，必须在阳气的蒸化下，像雾露一样输布于周身，起滋润濡养的作用。而代谢后的水液，也要经过气化，才能化为汗、尿等排泄于人体外部。肾藏精，为阴阳之根，故肾的气化在津液代谢中起决定作用，而肺、脾、膀胱及三焦等对水液的气化作用均依赖于肾的气化。二是肾升清降浊，司膀胱的开阖。代谢过程中的部分水液可下达于膀胱，经过肾的气化而升清降浊，其清者重新输布周身，其浊者下注膀胱，化成尿液，排出于体外。

（3）肾主纳气　是指肾有摄纳肺吸入之清气防止呼吸表浅的生理功能。人的呼吸虽由肺所主，但与肾也有密切的联系。认为由肺吸入的自然界的清气必须下行至肾，由肾摄纳之。由此保持呼吸运动的平稳深沉，即控制呼吸的频率，保证呼吸的深度，有利于体内外气体的充分交换，维持人体的新陈代谢。

肾主纳气的功能是肾的封藏作用在呼吸运动中的具体体现。肾的精气充盛，摄纳有权，能维持呼吸的平稳深沉。若肾气衰减，摄纳无力，则见呼吸表浅，或呼多吸少、动则气喘等病理表现，称为"肾不纳气"。

2. 肾与的相关联系

（1）在体合骨，其华在发　肾藏精，精生髓。髓又分为骨髓、脊髓和脑髓等，其中骨髓可充养骨骼，脑髓则充养大脑。肾精充足，骨骼、牙齿、大脑才得以正常的充养。发为血之余，肾藏精，精能生血，血能养发，故称肾"其华在发"。肾精不足，骨失所养，髓海空虚，则见骨软无力，或骨脆易打，头晕耳鸣等症。

（2）在窍为耳及二阴　耳的听觉功能，与肾直接相关。肾精充足，耳有所养，才能维持正常的听力。肾精充盈，髓海得养，则听觉灵敏；若肾精虚衰，髓海失养，则听力减退，甚则耳鸣耳聋。

二阴，即前阴和后阴。前阴具有排尿及生殖功能。尿液的生成与排泄虽由膀胱所主，但要依赖于肾的气化功能才能完成。肾藏精，主水液，司膀胱的开阖，故生殖及排尿功能，与肾关系十分密切。肾的生理功能失常，可导致生殖或排尿功能障碍。后阴即肛门，其功能是排泄糟粕。粪便的排泄，本为大肠传导功能，但亦与肾的功能有关。肾阳可以温脾阳，有利于水谷的运化；肾的阴精可濡润大肠，防止大便干结不通。

（3）在志为恐（惊）　是指肾的功能与恐惊的关系密切。恐与惊皆指人处于惧怕的心理状态，恐由内生，为自知而胆怯；惊自外来，为不自知，事出突然而惊。若过度惊恐，则伤肾精，导致气机逆乱，而见二便失禁，遗精滑泄，或手足无措，心悸不安等。反之，肾气亏虚之人，则易于惊恐。

（4）在液为唾　唾皆为口腔中分泌的液体，为肾精所化，咽而不吐，有滋养肾中精气的作用。若唾多或久唾，则易耗伤肾中精气。

（5）在时为冬　冬季气候寒冷，万物蛰伏闭藏。肾为水脏，主藏精而为封藏之本，同气相求，故以肾应冬。若素体阳虚，或久病阳虚，多在阴盛之冬季发病，若患阳虚性慢性疾病，如肺病、心脏病、胃肠病、骨关节病等，则易在冬季寒冷时复发。

【附】命门

命门一词，首见于《黄帝内经》，本意是指眼睛。从《难经》开始，命门被赋予新的内涵。《难经》以后，命门受到了某些医家的重视，并进行了深入的研究和阐述，形成了命门学说。历代医家对命门的部位、形态及功能，提出了各自的见解。简介如下，以供参考。

1. 右肾为命门说　此说始于《难经》，认为肾有两枚，左右各一，而左者为肾，右者为命门。如《难经·三十九难》说："其左为肾，右为命门，命门者，诸精神之所舍也，男子以藏精，女子以系胞，其气与肾通。"这段论述具有三方面的意思：其一，明确指出了命门的部位，那就是右肾即为命门。其二，指出了命门的功能及重要性，其功能为男子以藏精，女子以系胞，和人体生殖功能关系非常密切。其三，是说肾与命门相通，两者虽有左右之分，但关系非常密切。

2. 两肾俱为命门说 元代医家滑寿虽认同左肾为肾，右肾为命门，但同时亦认为两肾俱为命门。至明代虞抟则明确提出了"两肾总号命门"。明代著名医家张景岳虽将命门释为在女子则为产门，在男子则为精关，但亦认为"两肾皆属命门"。

3. 两肾之间为命门说 倡此说者，当首推明代医家赵献可。他认为命门的部位是在两肾之间。清代陈士铎、陈修园、林佩琴、张路玉等，亦宗此说。

4. 命门为肾间动气说 明代医家孙一奎为此种观点的代表。他对命门的主要观点有三：一是命门并不是一个具有形质可见的器官，所以无经脉之循行，亦无动脉之可诊；二是命门虽在两肾之间，但它只是肾间动气，是一种生生不息，造化之机枢而已；三是肾间动气为脏腑之本，生命之源，至关重要。

以上各家对命门的认识，各自立论不同，从部位言，有右肾与两肾之间之辨；从形态言，有无形与有形之分；从功能言，又有主火与非火之争。但他们对命门的主要生理功能及命门与肾息息相通方面的认识，是趋于一致的。一般认为，肾阳，即命门之火；肾阴，为命门之水。肾阴，亦即是真阴、元阴；肾阳，亦即是真阳、元阳。古代医家所以称之为命门，无非是强调肾中阴阳的重要性。

二、六腑

六腑，即胆、胃、小肠、大肠、膀胱、三焦六个脏器的总称。饮食物的消化吸收及水液代谢，是多个脏腑协同作用的结果。中医学认为，饮食物在其消化排泄过程中，要通过七个关键部位，称为"七冲门"。如《难经·四十四难》说："唇为飞门，齿为户门，会厌为吸门，胃为贲门，太仓下口为幽门，大肠小肠会为阑门，下极为魄门，故曰七冲门也。"由此可以看出，中医学不仅对消化道做过比较详尽的解剖观察，而且对其生理功能也进行了较为准确地概括。

六腑的生理功能是受纳水谷，传导糟粕，其共同生理特点是传化物而不藏，实而不能满。六腑的功能是以传化水谷、排泄糟粕为主，后世医家将此概括为"六腑以通为用，以降为顺"。这一理论，对中医临床具有较大的指导意义。实际上，六腑的通降太过或不及，均属于病态。

（一）胆

胆位于右胁腹腔内，与肝紧密相连，附于肝之短叶间。肝与胆通过经脉相互络属，互为表里。胆为中空的囊状器官，内藏胆汁。因胆汁属人体的精气，故称胆为"中精之府""中清之府"。

1. 贮藏排泄胆汁 胆汁为肝之余气所化生。胆汁在肝内生成后，在肝的疏泄作用下，贮藏于胆，在进食施泄于小肠，以助消化。肝胆对消化的影响，不唯表现在胆汁的生成及排泄上，还表现为肝胆的疏泄功能对脾胃升降的促进作用。肝胆疏泄功能正常，胆汁的生成和排泄如常，脾胃升降有序，饮食物消化吸收才得以正常进行。

2. 主决断　胆的生理功能，还与人体情志活动密切相关，主要表现为对事物的决断及勇怯方面。故《素问·灵兰秘典论》说："胆者，中正之官，决断出焉。"

（二）胃

胃位于腹腔之内，横膈膜以下，上接食管，下连小肠。胃又称"胃脘"，分为上、中、下三部。上部为上脘，包括贲门；下部为下脘，包括幽门；上下脘之间为中脘，包括胃体。其中贲门上接食管，幽门下连小肠。

1. 受纳腐熟水谷　饮食入口，经过食道，到达胃，由胃来容纳之并停留一定的时间，以利于消化吸收，故称胃为"水谷之海"。受纳于胃的水谷，在胃的不断蠕动及胃中阳气的蒸化下，使水谷变成食糜，这个过程即为腐熟。经过胃的腐熟，水谷才能游溢出人体所需要的精微物质，人的气血才能充盛，脏腑组织得以充养，而发挥其各自的生理功能，故又称胃为"水谷气血之海"。

饮食物的消化吸收，是一个复杂的生理过程，除了胃的受纳腐熟功能，还要靠脾的运化，小肠的泌别清浊等协同作用，才能顺利完成。中医学常把人体的正常的消化功能，概括为"胃气"。古代医家非常重视胃气的作用，认为人"以胃气为本"，胃气强则五脏盛，胃气弱则五脏衰。临床上诊治疾病，常把"保胃气"作为重要的原则。

2. 主通降，以降为和　饮食物经过胃的受纳腐熟并保留一定时间后，必须下降到小肠，泌别清浊，其清者经脾的运化输布周身，浊者继续下降到大肠，形成糟粕，排出体外。所以胃主通降的功能，关系到饮食物的整个消化吸收及排泄。此外，胃气主降和脾气主升的功能是相反相成的，胃气主降，使饮食物及时下降到小肠，泌别清浊；脾气主升，及时把水谷精微输布周身，脾胃升降有序，纳运相合，完成饮食物的消化吸收。

（三）小肠

小肠位于腹腔，其上端通过幽门与胃相通，下端通过阑门与大肠相连，迂回叠积于腹腔内。

1. 受盛化物　小肠的受盛功能主要体现在两个方面：一是指经过胃初步腐熟的饮食物要适时下降到小肠，由小肠来承受之；二是指下降到小肠的饮食物要在小肠内停留到一定的时间，以便进一步充分的消化和吸收。小肠的化物功能，是指将水谷化为精微物质，经脾转输，以营养周身。

2. 泌别清浊　小肠泌别清浊的功能，具体表现为三个方面：一是由胃下降到小肠的饮食物，在小肠"化物"功能的作用下，分为水谷精微及食物残渣两部分；二是吸收水谷精微，通过脾的运化功能，转输于心肺，并布散于周身，以维持人体正常的生理功能；三是泌别清浊后的糟粕，分为食物残渣及废水两部分，食物残渣下降到大肠，形成粪便而排出体外。而多余的水分则通过小肠的渗泌作用进入膀胱，生成尿液排出体外。

由此可见，小肠的生理功能正常，则饮食物得以充分的消化吸收，清浊各走其道。小肠生理功能失常，可引起消化吸收功能失常，出现腹胀、腹痛、消化不良等症，或二便排泄的异常，可见大便稀薄、小便短少等症。对于这类泄泻便溏的患者，多采用"分利"方法，即"利小便以实大便"，使浊水残渣各走其道，则泄泻自止。

（四）大肠

大肠位于腹中，其上口通过阑门与小肠相接，其下端为肛门，又称为"魄门"。

1. 传导糟粕 饮食物在小肠泌别清浊后，其清者即水谷精微经脾转输到心肺，布散周身；其浊者即糟粕则下降到大肠，大肠将糟粕经过燥化变成粪便，排出体外。大肠的传导功能，是胃的降浊功能的体现，同时亦与肺的肃降功能密切相关。肺气的肃降，可推动糟粕下行，有利于大肠的传导。

2. 大肠主津 指大肠在传导糟粕的同时，还能同时吸收其部分水分，以使糟粕燥化，变为成形之粪便而排出体外，故有"大肠主津"之说。

（五）膀胱

膀胱位于小腹部，为囊性器官。膀胱上通于肾，下连尿道与外界直接相通。膀胱的主要生理功能为贮存水液和排泄尿液，是参与津液代谢的重要器官。

1. 贮存水液 摄入人体的津液通过肺、脾、肾、三焦等脏腑的作用，敷布全身，濡养脏腑组织，维持全身功能。代谢后的部分浊液，又经过脏腑的气化作用，下达于膀胱，经肾气的蒸化作用，升清降浊，清者回流体内，重新参与水液代谢，浊者排出体外。

2. 排泄尿液 尿液贮存在膀胱之中，经过气化排出体外，故尿液的适时排泄，是膀胱的功能。膀胱排尿功能，全赖于肾的气化功能，肾中精气充足，封藏功能正常发挥，膀胱的开阖才能有度，尿液才得以正常排泄。

（六）三焦

三焦为六腑之一，因其在脏腑中最大，又与五脏没有直接的阴阳表里联系，故又称之为"孤府"。三焦，是中医藏象学说中的一个特有名称，对其所在部位和具体形态，代表性的观点有：一是有名无形说。这种观点始于《难经》，认为三焦只有名称，而无实质性的脏器。其后，孙思邈著《备急千金要方》、李梴著《医学入门》等，亦宗此说。二是有名有形说。多数医家持此种观点，但对三焦的具体部位与形态又有多种说法。或认为三焦为人之脂膜，或认为三焦为整个胸腹腔。近代有些医家用解剖学观点解释三焦：有人认为是淋巴系统，亦有人认为是皮下脂肪，以及组织间隙、输尿管、微循环等。

现代比较一致的看法是，三焦为六腑之一，是有形质可见的。因为中医的藏象学说是建立在古代解剖学基础之上的，没有形质而只有其功能的说法则难以成立。关于三焦的具体部位与形态，一般认为包括上、中、下三部：上焦包括心肺，中焦包括脾胃，下焦包括肾、膀胱、大小肠等。虽然中医对三焦的形态和部位有很多争议，但对其生理功能的认识却是比较一致的，概括起来，有以下几方面。

1. 主持诸气，总司气机气化 所谓"诸气"，是指全身各种各样的气。气机是指气的升降出入运动，气化是指气血津液各自的新陈代谢和相互化生。因三焦是气的升降出入运动的通路，也是人体各种物质相互化生的场所，所以能总司全身的气机和气化。

元气是通过三焦才得以布达全身的，故《难经·六十六难》说："三焦者，原气之别使也，主通行三气，经历于五脏六腑。"三焦是人体之气升降出入的道路，人体之气，是通过三焦而布散于五脏六腑，充沛于周身的。

2. 疏通水道，运行水液 三焦为水液运行的通路。人体的津液代谢，是由肺、脾、肾、膀胱等脏腑的协同作用而完成的，但必须以三焦为通路，津液代谢才得以正常运行。

三、奇恒之腑

奇恒之腑，即脑、髓、骨、脉、胆、女子胞的总称。其共同特点是形态中空，但不与水谷直接接触；功能贮藏精气，似五脏的作用，似腑非腑，即似脏非脏。《素问·五脏别论》说："脑、髓、骨、脉、胆、女子胞，此六者，地气之所生也，皆藏于阴而象于地，故藏而不泻，名曰奇恒之腑。"奇恒之腑，除胆外，都和五脏没有表里配属关系，也没有五行的配属，但是有的与奇经八脉联系较多。髓、骨、脉与胆在五脏六腑中涉及，本节仅论述脑和女子胞。

扫一扫看课件

（一）脑

脑居颅内。《素问·五脏生成》中的"诸髓者，皆属于脑"，《灵枢·海论》中的"脑为髓之海"，皆指出了脑是由髓汇集而成，而且说明了髓与脑的关系。脑的主要生理功能有贮藏精髓和主感觉运动两个方面。

1. 贮藏精髓 人体之精髓，由肾精化生，沿督脉上达脑室，并藏之于脑。脑所藏精髓为人体最集中最精微的部分，故曰"脑为髓之海"（《灵枢·海论》），"诸髓者，诸属于脑"（《素问·五脏生成》）。脑髓的生成主要有赖于先天之精，精聚而成脑髓。在人出生以后，脑髓主要依赖于肾中精气的充养。肾精充足，则髓海得养；肾精不足，脑失所养，则髓海空虚，而见头晕目眩等症。

2. 主司感觉运动 人体视、听功能等与脑髓有关。由于脑为髓海、肾藏精、肝藏血，精血互化，上供脑髓，髓海充盈，则耳聪目明；若髓海不足，则耳聋耳鸣，或头晕目眩。如《灵枢·海论》云："脑为髓之海，其输上在于其盖，下在风府……髓海有余，则轻劲多力，自过其度；髓海不足，则脑转耳鸣，胫酸眩冒，目无所见，懈怠安卧。"

此外，与脑和髓海有关的还有六条经脉，包括奇经八脉之督脉入于髓海，奇经八脉之阳跷脉、阴跷脉入后脑，足太阳膀胱经从颠顶入络脑，足厥阴肝经交颠顶入络脑，足阳明胃经循目系入络脑。这些经脉的正常与否，都与脑和髓海的功能发挥密切相关。因此，有关髓海和脑的病变还可以通过经脉进行治疗。

（二）女子胞

女子胞，又称胞宫、子宫、子脏、胞脏，位于小腹部，在膀胱之后，直肠之前。女子胞，是人体的内生殖器官，在女性有主持月经和孕育胎儿的作用。

1. 生理功能

（1）主持月经 月经，又称月信、月事、月水，是女子生殖功能发育成熟后周期性子宫出血的生理现象。健康女子，到 14 岁左右，天癸至，生殖器官发育成熟，子宫发生周期性变化，1 月（28 天）左右周期性排血一次，即月经来潮。到 49 岁左右，天癸竭绝，月经闭止。

（2）孕育胎儿 女子在发育成熟后，月经应时来潮，因而有受孕生殖的能力。此时，两性交媾，两精相合，就构成了胎孕。《类经·藏象类》说："阴阳交媾，胎孕乃凝，所藏之处，名曰子宫。"受孕之后，月经停止来潮，脏腑经络血气皆下注于冲任，到达胞宫以养胎，培育胎儿以至成熟而分娩。

2. 与脏腑经脉的关系 女子胞的生理功能与脏腑、天癸、经脉、气血有着密切的关系。女子胞主持月经和孕育胎儿，是脏腑与经脉气血作用于胞宫的正常生理现象。

（1）肾中精气和"天癸"的作用 生殖器官的发育成熟和生殖功能的维持，全赖肾中精气化生的"天癸"。因此，在"天癸"的作用下，女子生殖器官才能发育成熟，月经来潮，为孕育胎儿准备条件。进入老年，由于肾中精气的衰少，其产生的"天癸"也随之衰少，甚至衰竭，这就进入绝经期。肾中精气充盛，天癸至，冲任二脉气血旺盛，注入胞宫，月经则如期而。若肾中精气虚衰，冲任二脉气血衰少，就会出现月经不调、崩漏、闭经以及不孕等病证。

（2）心、肝、脾三脏的作用

月经的来潮，胎儿的孕育，均依赖于血液。心主血、肝藏血、脾为气血生化之源而统血，对血液的化生和运行均有重要的调节作用。因此，月经的来潮、正常月经周期的维持，以及孕育胎儿，与心、肝、脾的生理功能有关。若心、肝、脾三脏功能失常，则月经异常。如肝主藏血、脾主统血功能减退，则见月经过多，周期缩短，行经期延长，甚至崩漏等。若肝血亏虚，或者脾的生化气血功能减弱，则胞宫失养，可出现月经量少，周期延长，甚至经闭、不孕等。若因情志所伤，损伤心神，或影响肝的疏泄功能，也可以导致月经失调、痛经等临床表现。

（3）经脉的作用　女子胞与冲、任、督、带及十二经脉，均有密切关系。其中，以冲、任、督、带脉为最。

冲脉上渗诸阳，下灌三阴，与十二经脉相通，为"十二经脉之海"。冲脉又为五脏六腑之海。脏腑经络之气血皆下注冲脉，故称"冲为血海"。因为冲为血海，蓄溢阴血，胞宫才能泄溢经血，孕育胎儿，完成其生理功能。任脉为"阴脉之海"，蓄积阴血，为妇人妊养之本。任脉通畅，月经如常，方能孕育胎儿，故称"任主胞胎"。冲为血海，任主胞胎，二者相资，方能有子。所以，胞宫的作用与冲任二脉的关系更加密切。

督脉为"阳脉之海"，督脉与任脉，同起于胞中，一行于身后，一行于身前，交会于龈交，其经气循环往复，沟通阴阳，调摄气血，并与肾相通，运行肾气，从而维持胞宫正常的经、孕、产的生理活动。"带脉下系于胞宫，中束人身，居身之中央"（《血证论·崩带》）。既可约束、统摄冲任督三经的气血，又可固摄胞胎。

十二经脉的气血通过冲脉、任脉、督脉灌注于胞宫之中，而为经血之源，胎孕之本。女子胞直接或间接与十二经脉相通，禀受脏腑之气血，泄而为经血，藏而育胞胎，从而完成其生理功能。

附：精室

男子之胞名为精室，具有贮藏精液、生育繁衍的功能。精室是男性的内生殖器官，亦由肾所主，并与冲任相关。故《中西汇通医经精义·下卷》说："女子之胞，男子为精室，乃血气交会，化精成胎之所，最为紧要。"精室包括睾丸、附睾、精囊腺和前列腺等，具有化生和贮藏精子等功能，主司生育繁衍。精室的功能与肾精肾气的盛衰密切相关，亦受到肝主疏泄功能的调节。

四、脏腑之间的关系

人体各脏腑、组织、器官的功能活动不是孤立的，而是以五脏为中心，与六腑相配合，以气血津液为物质基础，通过经络联系使脏与脏、脏与腑、腑与腑之间密切联系，从而将人体构成一个整体。脏腑之间的关系主要有五脏之间的关系、六腑之间的关系、五脏与六腑之间的关系。

扫一扫看课件

（一）五脏之间的关系

1. 心与肺　心肺同居上焦，心主血而肺主气，心肺关系主要体现在气血互用方面。

气血互用　心主血脉，肺司呼吸，血液的正常运行，依赖心气的推动，而肺朝百脉，助心行血，是血液正常运行的必要条件。由于宗气具有贯心脉而司呼吸的生理功能，加强了血液运行与呼吸吐纳之间的协调。病理上，心血和肺气常相互影响，而见心肺气虚、血行不畅之证。

2. 心与脾　心主行血脉而又生血，脾主运化并统血，故心与脾的关系主要表现在血液生成与血液运行两个方面。

（1）血液生成　心主血脉而又生血，脾主运化并为气血生化之源。心血赖脾气转输的水谷精微以化生，而脾的运化功能又有赖于心血的滋养和心阳的推动，并在心神的统率下维持其正常的生理活动。脾气健运，化源充足，则心血充盈；心血旺盛，脾得濡养，则脾气健运。病理上常见心血虚与脾气虚相互影响，而见心脾两虚之证。

（2）血液运行　心主行血，脾主统血，血液在脉内循行，既赖心气的推动，又靠脾气的统摄，方能循经运行而不溢于脉外。

3. 心与肝　心主行血而藏神，肝主藏血而疏泄。故心与肝的关系主要表现在血液运行、神志相关两个方面。

（1）血液运行　心主行血，心是一身血液运行的动力；肝藏血，肝是贮藏和调节血液的重要脏腑。两者相互配合，共同维持血液的运行。所以说"肝藏血，心行之"（王冰注《黄帝内经素问》）。病理上，心血不足，与肝血亏虚常相互影响，而见心肝血虚。

（2）神志相关　心主神志，肝主疏泄。人的精神、意识和思维活动，虽然由心主宰，但与肝的疏泄功能亦密切相关。血液是神志活动的物质基础。心血充足，肝有所藏，则肝之疏泄正常，气机调畅，气血和平，精神愉快。肝血旺盛，制约肝阳，使之勿亢，则疏泄正常，使气血运行无阻，心血亦能充盛，心得血养，神志活动正常。

4. 心与肾　心藏神，主火，肾藏精，主水。故心与肾的关系，主要表现在水火既济、精神互用与君相安位三个方面。

（1）水火既济　人体是一个有机整体，在上者宜降，在下者宜升，升已而降，降已而升。心位居于上而属阳，主火，其性主动；肾位居于下而属阴，主水，其性主静。心阳必须下降于肾，与肾阳共同温煦肾阴，使肾水不寒；肾阴则上济于心，与心阴共同涵养心阳，使心火不亢。两者相互配合，共同维持阴阳水火的平衡协调。病理上常见心肾不交证。

（2）精神互用　心藏神，神御精；肾藏精，精养神。生理上，精神互济互用；病理上，精神相互影响，可见精神衰惫。

（3）君相安位　心为君火，肾为相火（命门火）。君火以明，相火以位，君火在上，如明照当空，为一身之主宰。相火在下，系阳气之根，为神明之基础。命火秘藏，则心阳充足，相火亦旺。君相之火，各安其位，则心肾上下交济，活动正常。

5. 肺与脾　肺主气，主行水；脾主运化，化生水谷精微，故肺与脾的关系主要表现为气的生成与水液代谢两个方面。

（1）气的生成　肺主气，司呼吸，能吸入自然界清气；脾主运化，摄入水谷精微。自然界的清气与水谷之精气，相互结合，生成宗气，积于胸中，宗气走息道助肺呼吸，贯心脉助心以行血。故有"肺为主气之枢、脾为生气之源"之说。病理上，肺气虚与脾气虚，常相互影响，而见心肺气虚。

（2）水液代谢　肺主宣降，通调水道；脾位于中焦，主运化水液，为水液升降出入之枢纽。水饮经过脾胃的运化，并由脾上输至肺，通过肺的宣发，将津液输布于周身；多余的水液，在肺的肃降作用下，经过脾的转输，下降膀胱。病理上，脾肺气虚，则可导致水液不化，而致痰饮水湿，故有"脾为生痰之源，肺为贮痰之器"之说。

6. 肺与肝　肝主疏泄，其气主升；肺主宣降，以降为主，故肺与肝的关系主要表现为气机升降的协调方面，

气机升降　肝主升发，肺主肃降，肝升肺降则气机调畅，气血上下贯通，所以肺肝关系，主要表现为气机升降协调。肺居膈上，其位最高，为五脏六腑之华盖，其气以清肃下降为顺。肝位膈下，主疏泄，调畅气机，助脾气升清，贮藏血液，调节血量，疏泄于心脉，其气升发而上。病理上，常见肝升太过，肺降不及，而见肝火犯肺之证。

7. 肺与肾　肺主气、司呼吸，主行水；肾藏精，主纳气，故肺与肾的关系，主要表现在水液代谢、呼吸运动、阴液互滋三个方面。

（1）水液代谢　肺气宣发肃降而行水的功能，有赖于肾气及肾阴肾阳的促进；肾气所蒸化及升降的水液，有赖于肺气的肃降作用而下归于肾或膀胱。

（2）呼吸运动　人体的呼吸运动，虽为肺所主，但亦需肾气的纳气功能协助。肾中精气充沛，封藏功能正常，肺吸入的清气才能经过其肃降而下纳于肾，以维持呼吸的深度。病理上，肺气虚与肾气虚，常相互影响，而见肺肾气虚证。

（3）阴液互资　金为水之母，肺阴充足，下输于肾，使肾阴充盈；肾阴为诸阴之本，肾阴充盛，上滋于肺，使肺阴充足。病理上，肺阴虚与肾阴虚，常相互影响，见肺肾阴虚证。

8. 肝与脾　肝主疏泄，脾主运化；肝主藏血，脾主统血又为气血生化之源。故肝脾之间的关系，主要表现在气血化生及血液调节方面。

（1）气血化生　肝主疏泄，调畅气机，能协调脾升胃降，并疏泄胆汁，促进

脾胃对饮食物的运化。脾气健旺，运化正常，水谷精微生成充足，气血生化有源，则肝体得以濡养，而使肝气冲和条达，有利于肝之疏泄功能的发挥。病理上，常见肝脾不调之证。

（2）血液调节 肝主藏血，贮藏和调节全身血量，脾主统血，为气血生化之源。脾气健运，气血生化有源，血量充足，则肝血充盈。而肝血充足，可以涵敛肝阳，使肝气条达舒畅，才能保证脾之健运发挥其统血功能。

9. 肝与肾 肝藏血，主疏泄，肾藏精，故肝和肾的关系，主要表现在精血同源、阴阳互滋互制、藏泄互用三个方面。

（1）精血同源 肝藏血，肾藏精。精和血都来源于水谷精微，且能相互资生，相互转化。血的化生，有赖于肾精的气化，肾精又需要血液的滋养，二者互生互化，故有"精血同源"之说。病理上，常见肝肾精血亏虚。

（2）阴阳互滋互制 肝属木，肾属水，肾阴可以滋养肝阴，制约肝阳，使肝阳不亢，从而维持肝肾之间的阴阳协调平衡，即"水能涵木"。病理上，可见肝肾阴虚、肝阳上亢之证。

（3）藏泄互用 肝主疏泄，肾主封藏，二者之间既相互制约，又相互协同。肝主疏泄促使肾封藏有度，而肾气的闭藏则可防止肝气疏泄太过。病理上，常见肝疏太过，肾藏不及，而见遗精、滑精之证。

10. 脾与肾 脾主运化，为气血生化之源、后天之本；肾主藏精，为先天之本，故脾与肾的关系，主要表现在气的生成、水液代谢、阴阳相关三个方面。

（1）气的生成 先天之精禀受于父母，归藏于肾中，可化生先天之气；肾中精气又赖后天水谷之气的不断补充与培育，以保持肾中精气新陈代谢的相对平衡和元气的不断化生。即先天促后天，后天养先天。病理上，脾肾不足，相互影响，而见脾肾气虚。

（2）水液代谢 脾主运化，肾主水液。脾运化水液功能的正常发挥，须赖肾气的蒸腾气化及肾阳的温煦；而肾主水液输布代谢，又赖脾气及脾阳的协助。可见，脾肾两脏相互协调，从而保证水液代谢的协调平衡。

（3）阴阳相关 肾阳为一身阳气之本，"五脏之阳，非此不能发"，能推动和激发脏腑经络的各种生理功能，温煦全身脏腑形体官窍。病理上，如果肾阳不足，不能温煦脾阳，则会出现泄泻、水肿等脾阳虚的证候；如果脾阳虚，日久会导致肾阳虚，而见脾肾阳虚。

（二）六腑之间的关系

六腑具有受承传化水谷的作用，皆"传化物"为其生理特点，六腑之间的关系，主要体现于饮食物的消化、吸收和排泄过程中的相互联系和密切配合。

饮食入胃，经胃的腐熟和初步消化，下传于小肠，通过小肠的进一步消化，泌别清浊，其清者为精微物质，经脾的传输，以营养全身；其剩余之水液，吸收后，成为渗入膀胱的尿液之化源；其浊者为糟粕（食物残渣），下达于大肠。渗入膀胱的尿液，经气化作用及时排出体外；进入大肠的糟粕，经传导与燥化，而由肛门排出体外。在饮食物的消化，吸收和排泄过程中还有赖于胆汁的排泄以助饮食的消化。

（三）五脏与六腑之间的关系

五脏主贮藏精气，属阴；六腑主传化水谷，属阳，二者通过经脉络属与功能相关，构成阴阳表里关系。

1. 心与小肠　心与小肠通过经脉的络属，构成表里关系。生理上，心主血，行为阳中之阳；小肠为受盛之官，泌别清浊。心阳下暖小肠，促进小肠泌别清浊功能；小肠吸收精微，在脾的作用下，上升化赤为血，以补充心血。病理上则相互影响，如心火过旺，除见口烂舌疮外，还有小便短赤，灼热疼痛等小肠实热的证候。若小肠实热，亦可循经上炎，则可出现心烦，舌尖糜烂等症，治疗上既要清泻心火，又要清利小肠之热。如《小儿药证直诀》中的导赤散，是清心利水养阴的良方。

2. 肺与大肠　肺与大肠通过经脉相互络属，构成表里相合关系。生理上，肺气清肃下降，气机调畅，并布散津液，能促进大肠的传导，有利于糟粕的排出；大肠传导正常，糟粕下行，则有助于肺气肃降。二者相辅相成，相互为用。

3. 脾与胃　脾与胃皆位于中焦，在五行属土，通过经脉的相互络属，构成阴阳表里关系，主要表现为：

（1）纳运相得　胃主受纳、腐熟水谷，为脾主运化提供前提；脾主运化、消化食物，转输精微，为胃的继续摄食提供能量。两者密切合作，共同维持饮食物的消化及精微的吸收转输。

（2）升降相因　脾胃居中焦，脾气主升而胃气主降，相反而相成。脾主升清，输布精微，有利于胃气降浊；胃气通降浊物，则清气能升。脾胃之气，升降相因，共同维持饮食纳运功能和内脏位置的相对恒定。

（3）燥湿相济　脾与胃相对而言，脾为阴脏，以阳气温煦推动用事，脾阳健则能运化升清，故性喜燥而恶湿；胃为阳腑，以阴气凉润通降用事，胃阴足则能受纳腐熟，故性喜润而恶燥。

4. 肝与胆　肝与胆通过经脉相互络属，构成表里相合关系。肝与胆的生理联系，主要表现在同主疏泄、共主勇怯两个方面。

5. 肾与膀胱　肾为水脏，膀胱为水腑，足少阴肾经属肾络膀胱，足太阳膀胱经属膀胱络肾，两者构成表里相合关系。肾与膀胱的生理联系，主要表现在共主水液贮藏与水便排泄方面。

第二节　气血津液

扫一扫看课件

气血津液，是构成人体和维持人体生命活动的基本物质，是脏腑经络等组织器官进行生理活动的物质基础。在人体生命过程中，气血津液和脏腑经络等组织器官之间，无论在生理还是病理方面，始终存在着互为因果的密切关系。

此外，在中医学中还有"精"，也是构成人体的基本物质。"精"在人体有狭义与广义之分：狭义之精，即生殖之精；广义之精，泛指一切精微物质，包括气血津液和从饮食物中摄取的营养物质。生殖之精，与肾的关系最为密切，已在第二章脏腑中论述，本章不再复赘。

一、气

（一）气的概念

气是人体内不断运动着的具有很强活力的精微物质，是构成人体和维持人体生命活动的基本物质。

（二）气的生成

气的生成，从来源上分有三个方面。

1. 先天之精气　源于父母的生殖之精，是构成胚胎的原始物质。先天之精气，依赖于肾藏精气的生理功能，才能充分发挥先天之精气的生理效应。

2. 水谷之精气　源于饮食物，由脾胃运化而成。饮食物中的营养物质（即水谷之精气、谷气），依赖于脾胃的运化功能，才能从饮食物中摄取而化生。

3. 自然界之清气　源于自然界，依赖肺的呼吸功能，才能吸入。

气的生成与多少，与先天禀赋、后天营养、自然环境有关，还与肾、脾胃、肺的生理功能强弱相关。肾、脾胃、肺等生理功能正常，人体的气才能生成充沛。

（三）气的运动和运动形式

气的运动，称作"气机"。气的运动形式，主要有升、降、出、入四种。人体的脏腑、经络等组织器官，都是气的升降出入场所。

气的升降出入运动，是人体生命活动的根本；不仅仅是推动和激发了人体的各种生理活动，而且只有在脏腑、经络等组织器官的生理活动中，才能得到具体的体现。气的升和降、出和入，是对立统一的矛盾运动。从局部来看，脏腑气机的升降出入各有侧重，如肝、脾主升，肺、胃主降等。从整体生理活动来看，则升和降、出和入之间协调平衡，维持正常生理活动。因此，气的升降出入运动，又是协调平衡各种生理功能的一个重要环节。

气的升降出入运动之间的协调平衡，称作"气机调畅"；气的升降出入运动失常则为"气机失调"，人的生命活动就会出现异常的病理状态。

（四）气的分布与分类

人体的气，充沛于全身无处不到。因其生成、分布部位和功能特点的不同，而有不同的名称。根据生成先后分，有元气与宗气；根据分布来分，则有营气与卫气之别。

1. 元气 又名"原气"，是由肾中精气所化生的人体最基本最重要的气，是人体生命活动的原动力。

（1）生成 元气的生成，依赖于肾中精气所化生。肾中精气以受之于父母的先天之精为基础，又赖后天水谷精气的培育。元气的盛衰，取决于先天禀赋，亦与脾胃运化水谷精气的功能密切相关。

（2）分布 元气通过三焦而流行于全身的。内至脏腑，外达肌肤腠理，都是以三焦为通道，进而作用于机体的各个部分。

（3）主要功能 元气的主要功能，是推动人体的生长和发育；温煦和激发各脏腑经络等的生理活动。元气是人体生命活动的原动力，是维持生命活动的最基本物质。元气充沛，则脏腑经络活力旺盛，机体素质强健而少病。

2. 宗气 是积于胸中之气。其在胸中积聚之处，称作"气海"，又名"膻中"。

（1）生成 宗气由肺吸入的自然界之清气和脾胃运化的水谷精气相互结合而成。

（2）分布 宗气集聚于胸中，上出咽喉，贯注于心肺之脉；下蓄丹田，经气街注入阳明经而下行至足。

（3）主要功能 一是走息道以行呼吸，二是贯心脉以行气血。凡气血的运行、肢体的寒温和活动能力、视听的感觉能力、心搏的强弱及其节律等，皆与宗气的盛衰有关。

3. 营气 是行于脉中具有营养作用之气，因其富于营养，故又称"荣气"。由于营气在脉中，化生为血，营气与血可分而不可离，故常"营血"并称。营气与卫气相对而言，属于阴，故又称为"营阴"。

（1）生成 营气主要来自脾胃运化的水谷精气，由水谷精气中的清纯精专部分所化生。

（2）分布 营气行于脉中，构成血液，而循脉上下，营运于全身。

（3）主要功能 营气注入脉中，化生血液，成为血液的组成成分，循血脉流注全身，为脏腑经络等组织器官的生理活动提供物质基础，营养全身。

4. 卫气 是运行于脉外而具有保卫作用之气。卫气与营气相对而言，属于阳，故又称"卫阳"。

（1）生成 卫气主要由水谷精气所化生，由水谷精微中慓疾滑利、活动力强、流动迅速的部分组成。

（2）分布 卫气行于脉外，不受脉道的约束，外而皮肤腠理，内而胸腹脏腑，布散全身。

（3）主要功能 卫气的主要生理功能有三：一是护卫肌表，防御外邪入侵。二是温煦脏腑组织，润泽皮毛。三是调节控制腠理开阖、汗液排泄，以维持体温的相对恒定。

（五）气的生理功能

气的生理功能，主要包括五个方面。

1. 推动作用 气是活力很强的精微物质，它能激发和促进人体的生长发育和生殖功能，推动脏腑经络等组织器官的生理活动，推动血液的生成和运行，津液的生成输布和排泄等。

2. 温煦作用 气是人体热量的来源。气能温煦人体，维持正常体温；温煦脏腑经络等，维持正常的生理活动；温煦血和津液等液态物质，维持正常循环运行，故说"血得温而行，得寒而凝"。

3. 防御作用 主要体现在护卫全身的肌表，防御外邪的入侵；并能保卫人体，驱邪外出。

4. 固摄作用 主要表现在：固摄血液，维持血行，防止其逸出脉外；固摄汗液、尿液、唾液和精液等，以防止其无故流失；固摄经、胎，维持女性胞宫的正常状态，使胎儿在胞中完成正常发育过程；固摄脏腑，维持人体内脏位置的相对恒定。

5. 气化作用 气化是指通过气的运动而产生的各种变化，是指气血津液等精微物质之间的相互化生和转化。例如，饮食物转化成水谷之精气，再化生成气血津液等；津液经过代谢，转化成汗液和尿液；饮食物经过消化和吸收后，其残渣转化成糟粕等，都是气化作用的具体表现。

（六）气的失常

气的失常，包括由于气的生化不足或耗散太过而致气的不足，气的某些功能减退，气的运动失常等。前两者多表现为气虚，后者则为气滞、气逆、气陷、气闭和气脱等气机失调病理变化。

1. 气虚 是指元气耗损，功能失调，脏腑功能衰退，抗病能力下降的病理状态。主要由于先天禀赋不足，或后天失养，或肺脾肾的功能失调，而致气的生成不足。也可因劳倦内伤，大病久病耗伤而引起。

2. 气机失调　是指气的升降出入失常而引起的气滞、气逆、气陷、气闭和气脱等病理变化。

（1）气滞　即气机郁滞不畅，主要由于情志内郁，或痰湿、食积、瘀血等阻滞，影响气的流通，形成局部或全身的气机不畅或阻滞，从而导致某些脏腑、经络的功能障碍。气滞最常见于肺、胃和肝等脏腑。

（2）气逆　为气机升降失常，脏腑之气逆上的病理状态。可由情志所伤，或因饮食寒温不适，或因痰浊壅阻等所致。气逆最常见于肺、胃和肝等脏腑。

（3）气陷　是气机升降失常，以气的无力升举为主要特征的病理状态。气陷常由气虚发展而来，在气虚而升举无力，引起某些内脏的下垂，如胃下垂、肾下垂、子宫脱垂等。

（4）气闭和气脱　是以气的出入异常为主的病理状态，其临床表现多为气闭或气脱等重证。气闭是指脏腑经络气机闭塞不通的一种病理变化。气脱多由正不敌邪，或正气的持续衰弱，以致气不内守而外脱，或因大出血、大汗等，气随血脱或气随津脱，从而出现功能突然衰竭的病理状态。气脱实际上是各种虚脱病变的主要病机。

二、血

（一）血的概念

血是运行于脉中的具有营养和滋润作用的赤色的液态样物质，是构成人体和维持人体生命活动的基本物质。溢出脉外之血，称为离经之血；血溢脉外的过程，称为出血；血行不畅，瘀阻脏腑或经脉之血，称为瘀血。

（二）血的生成

1. 营气和津液化血　饮食物经过脾胃的运化后，其精微部分，化生为营气和津液，通过心肺的气化作用，变化为赤色的血液。

2. 精化血　肾藏精，肝藏血，肾中精气充盈，则肝有所养，血有所充；肝血充盈，则肾有所藏，精有所资，故有"精血同源""肝肾同源"之说。

（三）血的循行

血在脉管中运行不息，流布于全身，环周不休。随着血的运行，为全身各脏腑组织器官提供了丰富的营养，以供其需要。

血液的运行，取决于气的推动作用和固摄作用之间的协调平衡。血液正常运行，依赖于心气的推动，以及肺朝百脉，脾主统血，肝主疏泄、肝藏血等脏器生理功能的协调平衡来完成。血在脉管中运行而不至逸出脉外，是气的固摄作用的体现。

（四）血的生理功能

1. 营养滋润作用 血在脉中循行，内至脏腑，外达皮肉筋骨，如环无端，运行不息，不断地对全身各脏腑组织起着充分的营养和滋润作用，以维持正常的生理活动。血的营养和滋润作用，具体体现在面色的红润、肌肉的丰满和壮实、皮肤和毛发的润泽有华、感觉和运动的灵活自如等方面。

2. 化神作用 血是精神活动的主要物质。血气充盛，血脉和利，则精力充沛，神志清晰，思维敏捷。

（五）血的失常

血的失常，包括血的生成不足或因出血、久病等损耗血太过，或血的濡养功能减弱而致血虚；由血热而致血行加速；或血环迟缓而导致血瘀等病理变化。

1. 血虚 是指血液不足或血的濡养功能减退的病理状态。失血过多，新血生成不及；或因脾胃虚弱，饮食营养不足，化血功能减弱或化源不足，而致生成不足；或因久病不愈，慢性消耗等因素而致营血暗耗等，均可导致血虚。

2. 血瘀 是指血行迟缓或不畅的病理状态。气滞而致血行受阻，或气虚而血运迟缓，或痰浊阻于脉络，或寒邪入血，血寒而凝，或邪热入血，煎熬血液等，均可形成血瘀，甚则血液瘀结而成瘀血。所以，瘀血是血瘀的病理产物，而在瘀血形成之后，又可阻于脉络，而成为形成血瘀的一种原因。

3. 血热 是指血分有热，血行加速的病理状态。多由于邪热入血所致，也可由于情志郁结，五志过极化而致。由于血得温则行，血热则血行加速，甚则灼伤脉络，迫血妄行。邪热又可煎熬血和津液。所以，血热的临床表现，以既有热象，又有耗血、动血及伤阴为其特征。

三、津液

（一）津液的概念

津液，是人体一切正常水液的总称，包括各脏腑组织的内在体液及其正常的分泌物，如胃液、肠液和涕、泪等。一般来说，性质较清稀，流动性较大，布散于体表皮肤、肌肉和孔窍，并能渗注于血脉，起滋润作用的，称为津；性质较稠厚，流动性较小，灌注于骨节、脏腑、脑髓等组织，起濡养作用的，称为液。

（二）津液的生成输布和排泄

津液的生成、输布和排泄，是一个复杂的生理过程，涉及多个脏腑的一系列生理功能。

1. 津液的生成 津液来源于饮食水谷，是通过脾胃、小肠和大肠吸收饮食水谷中的水分和营养而生成的。具体体现为胃对饮食物的"游溢精气"，小肠的"分清别浊"，大肠吸收部分水液，其清者经脾运化，即为津液，散津于肺而布散全身。多余的水液，经脾转输至肺、肺的通调、肾的气化，一部分再化为清者，而成津液。

2. 津液的输布 津液的输布是依靠脾、肺、肾、肝和三焦等脏腑生理功能的综合作用完成的。脾主运化，通过其转输作用，将津液上输于肺，也可直接将津液向四周布散。肺主行水，为水之上源，肺接受从脾转输而来的津液，一方面通过宣发作用将津液输布至人体上部和体表；另一方面通过肃降作用，将津液输布至膀胱及人体下部形体。肾主水，肾对津液输布起着主宰作用，肾中精气的蒸腾气化作用，对人体整个水液输布代谢具有推动和调控作用。同时，在肾的气化作用下，清者蒸腾，经三焦上输于肺而布散全身，浊者化为尿液注入膀胱。此外，肝主疏泄使气机调场，三焦通利，保证了津液输布的正常运行。

3. 津液的排泄 津液的排泄主要依靠肺、脾、肾等脏腑的综合作用，以汗与尿的形式排出体外。

（1）汗液 肺气宣发，将津液输布到体表皮毛，在阳气蒸腾作用下形成汗液，由汗孔排出体外。

（2）尿液 尿液为津液代谢的最终产物，其形成与肺脾肾等脏腑密切相关，尤与肾的气化关系密切。

（三）津液的功能

1. 滋润濡养作用 津液润泽皮毛、肌肤，滋润和濡养各脏腑组织器官，润滑和保护眼、鼻、口等孔窍，充养骨髓、脊髓、滑利关节等。

2. 化生血液作用 津液在血脉之内，是组成血液的重要成分。津液在自身的代谢过程中，能把机体的代谢产物通过汗、尿液等方式不断排出体外。

（四）津液代谢失常

津液的代谢失常，包括津液的生成不足、耗散和排泄过多，以致体内的津液不足；或是输布失常、排泄障碍，津液在体内停聚，形成水液滞留、泛滥等病理变化。

1. 津液不足 是指津液在数量上亏少，进而导致脏腑、孔窍、皮毛，失其濡润滋养作用，产生一系列干燥失润的病理状态。多由燥热之邪或五志之火，或发热、多汗、吐泻、多尿、失血，或过用误用辛燥之剂等，引起津液耗伤所致。

伤津和脱液，在病机和临床表现方面虽然有所区别，但津和液本为一体，在生理上互生互用，在病理上也互有影响，一般而言，伤津未必脱液；而脱液必兼伤津。故说伤津乃脱液之渐，液脱乃伤津之甚。

2. 津液的输布排泄障碍 津液的输布和排泄，是津液代谢中的两个重要环节。若津液输布或排泄障碍，皆可导致津液在体内异常停滞，内生水湿、痰饮等病理产物。

津液的输布障碍，是指津液得不到正常输布，在体内运行迟缓，或在某一局部发生停滞，因而津液不化，水湿内生，酿痰成饮。津液的输布障碍，最主要的是脾的运化功能障碍。

津液的排泄障碍，主要是指津液转化为汗液和尿液的功能减退，而致水液停聚，上下溢于肌肤而为水肿。肺和肾的功能减弱，均可引起水液潴留，引发水肿，但是肾的气化作用起着主宰作用。若在肺失宣发，腠理闭塞，汗液排泄障碍的情况下，津液经过代谢后的废液，仍可化为尿液而排出体外；但若肾的气化功能减退，尿液的生成和排泄障碍，则必致水湿泛滥而为水肿。

津液的输布和排泄障碍，常相互影响和互为因果，其结果导致内生水湿，酿痰成饮，引起多种病变。

四、气血津液之间的关系

（一）气与血的关系

气与血之间相互资生，相互依存，存在着"气为血之帅""血为气之母"的密切关系。

1. 气为血之帅　气是血的动力，血的化生、运行、固摄，皆离不开气的作用，包括：

（1）气能生血　一是指气化是血液生成的动力，由饮食物化成水谷精气；由水谷精气转化成营气和津液；再由营气和津液转化成为血，均离不开气的气化作用。二是指营气为化生血液的物质。气旺，则化血力强；气虚，则化血力弱，甚则可导致血虚。因此，在临床治疗血虚证时，常配合应用补气药以提高疗效。

（2）气能行血　气的推动作用是血液运行的动力。气行则血行，气虚、气滞则可血瘀，气机逆乱则血妄行。临床治疗血行失常时常常配合补气、行气、降气的药物。

（3）气能摄血　是指即气对血的运行有统摄作用，使其正常循行于脉中而不溢于脉外。若气虚不能摄血，则可致出血，治疗则须益气摄血。

2. 血为气之母　血是气运行的载体与营养之源，包括以下两个方面。

（1）血能养气　血不断地为气的生成和功能活动提供充足营养，使气保持充盛。若血虚不足，气亦虚衰，治宜养血益气。

（2）血能载气　血是气的载体，气存血中，赖血之运载而达全身。若气不能依附于血中，则气无所归而浮散。所以，大出血时往往气随血脱，治宜益气固脱。

（二）气和津液的关系

1. 气能生津　气是津液生成的动力。津液的生成，来源于摄入的饮食物，有赖于胃的"游溢精气"和脾的运化水谷。所以，脾胃之气健旺，则化生的津液充盛；脾胃之气虚衰，则影响津液的生成，而致津液不足。因此，在临床上可见气津两伤之证。

2. 气能行津　气是津液输布排泄的动力。津液的输布及其化为汗、尿等排出体外，全赖于气的升降出入运动。

3. 气能摄津　气的固摄作用控制着津液的排泄，防止体内的津液无故大量流失，维持着津液的代谢平衡。

4. 津能载气　津液是气的载体之一，气依附于津液而存在，否则也会使气漂浮失散而无所归。故在大汗、多尿和吐泻等大量津液流失的情况下，亦可出现"气随津脱"之证。

（三）血和津液的关系

血和津液都是液态样的物质，也都有滋润和濡养的作用，与气相对而言，二者都属于阴。因此，血和津液之间亦存在着非常密切的关系。血和津液的生成都来源于水谷精气，且二者互生互化，津液渗注于脉中，即构成血液；血中津液渗出脉外，则构成津液，故有"津血互化""津血同源"之说。

五、气血津液失常

（一）气血失常

气血失常，概括了气和血的不足及其各自生理功能的异常，以及气和血互根互用的功能失常等病理变化。具体包括以下几个方面。

1. 气滞血瘀　是指气滞和血瘀同时存在的病理状态。由于气的运行不畅，导致血运的障碍；也可由于闪挫外伤等因素，而致气滞和血瘀同时存在。由于肝主疏泄而藏血，肝的疏泄在气机调畅中起着关键的作用，因而气滞血瘀多与肝的生理功能异常密切相关。其次，由于心主血脉而行血，故在心的生理功能失调时，则多先发生血瘀而后导致气滞。

2. 气虚血瘀　是指气虚和血瘀同时存在的病理状态。由于气虚不足，导致血运迟缓，而形成气虚血瘀。由于肺主气，朝百脉，促进血行；心主血，载气以行，因此，气虚血瘀多与心肺功能异常有关。

3. 气不摄血　是指因气的不足，固摄血液的生理功能减弱，血不循经，逸出脉外，而导致吐血、衄血、血斑、便血、崩漏等各种出血的病理状态。其中，因中气不足，气虚下陷而导致血从下逸，则可见崩漏、便血、尿血等病证。

4. 气随血脱　是指在大量出血的同时，气也随着血液的流失而散脱，从而形成气血两虚或气血并脱的病理状态。

5. 气血两虚　是气虚和血虚同时存在的病理状态。多因久病消耗，气血两伤所致；或先有失血，气随血耗；或先因气虚，血的生化无源而日渐衰少，从而形成气血两虚。

（二）津液与气血的功能失调

津液与气血的功能协调，乃是保证人体生理活动正常的重要方面。一旦津液与气血失其协调的关系，则可出现相应的病理变化。

1.津停气阻 指津液代谢障碍，水湿痰饮停聚导致气机阻滞的病理状态。

2.气随津脱 指津液丢失太过，气失其依附而随津液外泄暴脱亡失的病理状态。

3.津枯血燥 指津液亏乏枯竭，导致血燥虚热内生，或血燥生风的病理状态。

4.津亏血瘀 指津液耗损导致血行郁滞不畅的病理状态。

第三节　经络学说

扫一扫看课件

经络是通行气血、联络脏腑肢节、沟通上下内外、感应传导信息的通路，是人体结构的重要组成部分。经络是经脉和络脉的总称，经脉是主干，络脉是分支。经脉有一定的循行路径，而络脉则纵横交错，网络全身。通过经络的沟通联系，把人体所有的脏腑官窍、四肢百骸联结成统一的有机整体。

经络学说，是研究人体经络系统的概念、构成、循行分布、生理功能、病理变化及其与脏腑形体官窍、气血相互联系的基础理论，是中医学理论体系中的重要组成部分。经络系统，是由经脉、络脉及其联属部分组成。其中经脉可分为十二正经、奇经八脉和十二经别；络脉有别络、浮络和孙络之分；联属部分包括经筋和皮部。经络学说与藏象、气血津液等理论相互辅翼，深刻地阐释人体的生理活动和病理变化，对临床各科，尤其是针灸、推拿等，都起到非常有效的指导作用。

一、十二经脉

（一）十二经脉的名称

十二经脉对称分布，分别循行于上肢或下肢的内侧或外侧，每一条经脉分别隶属于一个脏或一个腑。因此，十二经脉中每一条经脉的名称，均冠以手足，配以阴阳，隶属脏腑。其中，阴经行于四肢内侧，属脏；阳经行于四肢外侧，属腑。按照阴阳的三分法，一阴分为三阴：太阴、厥阴、少阴；一阳分为三阳：阳明、少阳、太阳。如手少阴心经，行于上肢内侧后缘，属于阴经、隶属于心。见表3-1。

表 3–1　十二经脉名称、分类、循行部位归纳表

	阴经 （属脏）	阳经 （属腑）	循行部位 （阴经行于内侧，阳经行于外侧）	
手	太 阴 肺 经	阳明大肠经	上	前缘
	厥阴心包经	少阳三焦经		中线
	少 阴 心 经	太阳小肠经	肢	后缘
足	太 阴 脾 经	阳明胃经	下	前缘
	厥 阴 肝 经	少阳胆经		中线
	少 阴 肾 经	太阳膀胱经	肢	后缘

△在小腿下半部和足背部，肝经在前缘，脾经在中线。至内踝上八寸处交叉之后，脾经在前缘，肝经在中线。

（二）十二经脉的走向与交接规律

十二经脉的走向和交接是有一定规律的。《灵枢·逆顺肥瘦》说："手之三阴，从脏走手；手之三阳，从手走头；足之三阳，从头走足；足之三阴，从足走腹。"说明手三阴经从胸中循上肢内侧走向手指末端，交手三阳经；手三阳经从手指末端循上肢外侧走向头面部，交足三阳经；足三阳经从头面部经躯干循下肢外侧向下走向足趾末端，交足三阴经；足三阴经从足趾末端向上循下肢内侧走向腹腔、胸腔，交手三阴经。这样就构成一个"阴阳相贯，如环无端"（《灵枢·营卫生会》）的循环路线。见图 3–1。

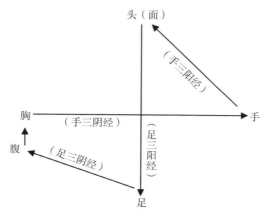

图3–1　手足阴阳经脉走向交接规律示意图

十二经脉的交接规律：共有三种交接方式，一是相为表里的阴经与阳经在四肢末端交接，如手太阴肺经和手阳明大肠经在食指端交接，足阳明胃经和足太阴脾经在足大趾交接等；二是同名手足阳经在头面部交接，如手阳明大肠经与足阳明胃经交接于鼻翼旁；三是手足阴经在胸腹部交接，如足太阴脾经与手少阴心经

交接于心中。

（三）十二经脉的分布规律

在四肢的分布。手经主要行于上肢；足经主要行于下肢。十二经脉在四肢部的分布有一定规律：阴经行于内侧面，阳经行于外侧面。大体上，太阴、阳明分布于内外两侧的前缘，少阴、太阳分布在内外两侧的后缘，厥阴、少阳在内外两侧的中线。

在头面的分布。由于手三阳经上达于头面部，足三阳经起于头面部，且手三阳经与足三阳经在头面部交接，所以说"头为诸阳之会"。在头面部，阳明经行于面部、额部；太阳经行于面颊、头顶及头后部；少阳经行于头侧部。

在躯干部的分布。手三阳经行于肩胛部；手三阴经分布于前胸及腋下部；足三阴经分布于腹胸面；足三阳经则是阳明经行于前（胸腹面），太阳经行于后（背面），少阳经行于侧面。循行于腹部的经脉，以脐为中心，自内向外依次为足少阴肾经、足阳明胃经、足太阴脾经、足厥阴肝经。

（四）十二经脉的表里关系

手足三阴经、三阳经，通过各自经别和别络互相沟通，组成六对"表里相合"关系。《素问·血气形志》说："手太阳与少阴为表里，少阳与厥阴为表里，阳明与太阴为表里，是为手之阴阳也；足太阳与少阴为表里，少阳与厥阴为表里，阳明与太阴为表里，是为足阴阳也。"相为表里的两条经脉，都在四肢末端交接，分别循行于四肢内外两侧相对应的位置，通过经别、别络沟通联络，并分别络属于相为表里的脏腑，即阴经属脏络腑，阳经属腑络脏。

（五）流注次序

十二经脉是气血运行的主要通道，它们首尾相贯、依次衔接，因而脉中气血的运行也是循经脉依次传注的。由于全身气血皆由脾胃运化的水谷之精化生，故十二经脉气血的流注，从起于中焦的手太阴肺经开始，依次流注各经，最后传至足厥阴肝经，复再回到手太阴肺经，从而首尾相贯，如环无端（图3-2）。

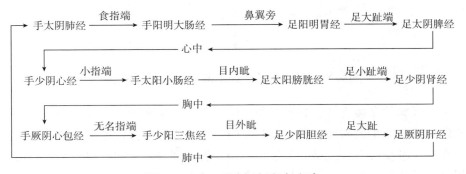

图3-2 十二经脉流注次序表

（六）十二经脉的循行部位

1. 手太阴肺经 起于中焦，下络大肠，还循胃口（下口幽门，上口贲门），通过膈肌，属肺，从肺系（与肺相连的气管、支气管及喉咙等）横行至胸部外上方（中府穴），出腋下，沿上肢内侧前缘下行，过肘窝，入寸口，上鱼际，直出拇指桡侧端（少商穴）。

分支：从手腕的后方（列缺穴）分出，沿掌背侧走向食指桡侧端（商阳穴），交于手阳明大肠经（图3-3）。

2. 手阳明大肠经 起于食指桡侧端（商阳穴），经过手背部行于上肢伸侧（外侧）前缘，上肩，至肩关节前缘，向后到第七颈椎棘突下（大椎穴），再向前下行入缺盆（锁骨上窝），进入胸腔络肺，向下通过膈肌下行至大肠，属大肠。

分支：从缺盆上行，经颈部至面颊，入下齿中，回出夹口两旁，左右交叉于人中，至对侧鼻翼旁（迎香穴），交于足阳明胃经（图3-4）。

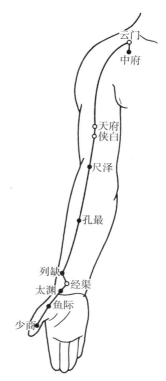

图3-3　手太阴肺经

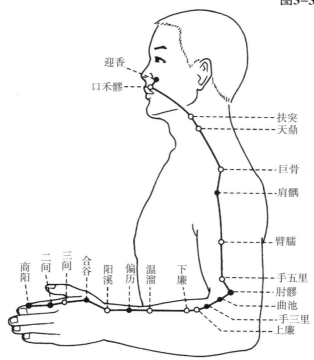

图3-4　手阳明大肠经

3. 足阳明胃经　起于鼻翼旁（迎香穴），夹鼻上行，左右交会于鼻根部，旁行入目内眦，与足太阳经相交，向下沿鼻柱外侧，入上齿中，出而夹口两旁，环绕口唇，在颏唇沟承浆穴处左右相交，退回沿下颌骨后下缘到大迎穴处，沿下颌角上行过耳前，经过上关穴（客主人），沿发际，到额前。

　　分支：从颌下缘（大迎穴）分出，下行到人迎穴，沿喉咙向下后行至大椎，折向前行，入缺盆，深入体腔，下行穿过膈肌，属胃，络脾。直行者：从缺盆出体表，沿乳中线下行，夹脐两旁（旁开2寸），下至腹股沟处气街（气冲穴）。

　　分支：从胃下口幽门处分出，沿腹腔内下行至气街，与直行之脉会合，而后沿大腿之前侧下行，至膝膑，向下沿胫骨前缘行至足背，入足第二趾外侧端（厉兑穴）。分支：从膝下三寸处（足三里穴）分出，下行入中趾外侧端。分支：从足背（冲阳穴）分出，前行入足大趾内侧端（隐白穴），交于足太阴脾经（图3-5）。

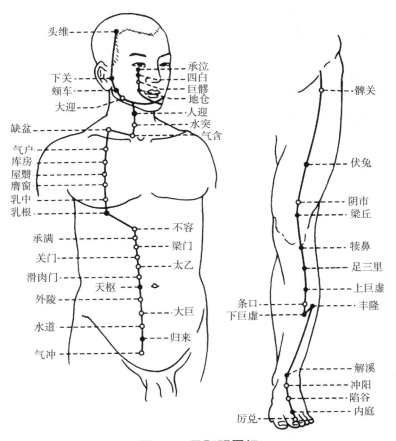

图3-5　足阳明胃经

　　4. 足太阴脾经　起于足大趾内侧端（隐白穴），沿内侧赤白肉际，上行过内踝的前缘，沿小腿内侧正中线上行。至内踝尖上八寸处，交出足厥阴肝经之前，上行沿大腿内侧前缘，进入腹中，属脾，络胃。向上穿过膈肌，沿食道两旁，连舌本，散舌下。

分支：从胃别出，上行通过膈肌，注入心中，交于手少阴心经（图3-6）。

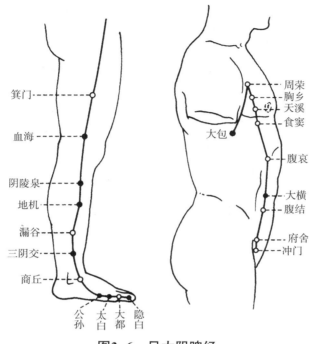

图3-6 足太阴脾经

5. 手少阴心经 起于心中，走出后属心系（心与其他脏腑相连的脉络），向下穿过膈肌，络小肠。

分支：从心系分出，夹食道上行，连于目系（目与脑相连的脉络）。

直行者：从心系出来，退回上行经过肺，向下浅出腋下（极泉穴），沿上肢内侧后缘，过肘中，经掌后锐骨端，进入掌中，沿小指桡侧，出小指桡侧端（少冲穴），交于手太阳小肠经（图3-7）。

6. 手太阳小肠经 起于小指外侧端（少泽穴），沿手背尺侧上腕部，循上肢外侧后缘，过肘部，到肩关节后面，绕行肩胛部，交肩上后入大椎穴，再前行入缺盆，深入体腔，络心，沿食道下行，穿过膈肌，到达胃部，下行，属小肠。

分支：从缺盆出来，沿颈部上行到面颊，至目外眦后，退行进入耳中（听宫穴）。

分支：从面颊部分出，向上行于目眶下，至目内眦（睛明穴），交于足太阳膀胱经（图3-8）。

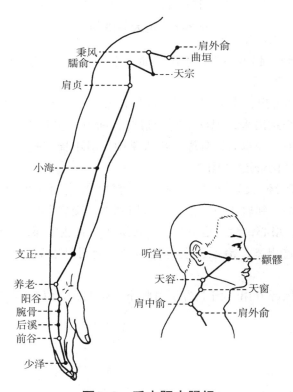

青灵

少海

灵道
阴郄

通里
神门

少府
少冲

极泉

图3-7 手少阴心经

秉风
臑俞

肩贞

小海

支正

养老
阳谷
腕骨
后溪
前谷

少泽

肩外俞
曲垣

天宗

听宫

天容

肩中俞

颧髎

天窗

肩外俞

图3-8 手太阳小肠经

7. 足太阳膀胱经　起于目内眦（睛明穴），向上到达额部，左右交会于头顶部（百会穴）。分支：从头顶部分出，到耳上角处的头侧部。

直行者：从头顶部分出，向后行至枕骨处，进入颅腔，络脑，回出后下行到项部（天柱穴），下行交会于大椎穴，再分左右沿肩胛内侧、脊柱两旁（脊柱正中旁开1.5寸）下行，到达腰部（肾俞穴），进入脊柱两旁的肌肉（膂），深入体腔，络肾，属膀胱。分支：从腰部分出，沿脊柱两旁下行，穿过臀部，从大腿后侧外缘下行至腘窝中（委中穴）。

分支：从项部（天柱穴）分出下行，经肩胛内侧，从附分穴夹脊（脊柱正中旁开3寸）下行至髀枢（髋关节，当环跳穴处），经大腿后侧至腘窝中，与前一支脉会合，然后下行穿过腓肠肌，出走于足外踝后，沿足背外侧缘至小趾外侧端（至阴穴），交于足少阴肾经（图3-9）。

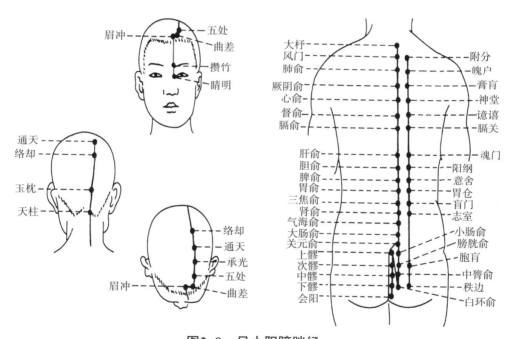

图3-9　足太阳膀胱经

8. 足少阴肾经　起于足小趾下，斜行于足心（涌泉穴），出行于舟骨粗隆之下，沿内踝后，分出进入足跟部，向上沿小腿内侧后缘，至腘窝内侧，上股内侧后缘入脊内（长强穴），穿过脊柱至腰部，属肾，络膀胱。

直行者：从肾上行，穿过肝和膈肌，进入肺，沿喉咙，到舌根两旁。

分支：从肺中分出，络心，注入胸中，交于手厥阴心包经（图3-10）。

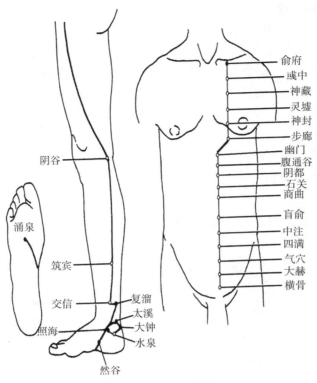

图3-10 足少阴肾经

9. 手厥阴心包经 起于胸中，出属心包络，向下穿过膈肌，依次络于上、中、下三焦。

分支：从胸中分出，沿胸浅出胁部，当腋下三寸处（天池穴），向上至腋窝下，沿上肢内侧中线入肘，过腕部，入掌中（劳宫穴），沿中指桡侧，出中指桡侧端（中冲穴）。

分支：从掌中分出，沿无名指出尺侧端（关冲穴），交于手少阳三焦经（图3-11）。

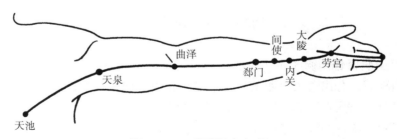

图3-11 手厥阴心包经

10. 手少阳三焦经 起于无名指尺侧端（关冲穴），向上沿无名指尺侧至手腕背面，上行前臂外侧尺、桡骨之间，过肘尖，沿上臂外侧向上至肩部，向前行入缺盆，布于膻中，散络心包，穿过膈肌，依次属上、中、下三焦。

分支：从膻中分出，上行出缺盆，至肩部，左右交会于大椎，分开上行到项部，沿耳后（翳风穴），直上出耳上角，然后屈曲向下经面颊部至目眶下。

分支：从耳后分出，进入耳中，出走耳前，经上关穴前，在面颊部与前一支相交，至目外眦（瞳子髎穴），交于足少阳胆经（图 3–12）。

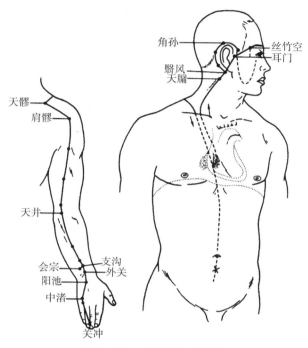

图3–12　手少阳三焦经

11. 足少阳胆经　起于目外眦（瞳子髎穴），上至额角（颔厌穴），再向下到耳后（完骨穴），再折向上行，经额部至眉上（阳白穴），又向后折至风池穴，沿颈下行至肩上，左右交会于大椎穴，分开前行入缺盆。分支：从耳后完骨穴分出，经翳风穴进入耳中，出走于耳前，过听宫穴，至目外眦后方。

分支：从目外眦分出，下行至下颌部的大迎穴处，同手少阳经分布于面颊部的支脉相合，复行至目眶下，再向下经过下颌角部，下行至颈部，经颈前人迎穴旁，与前脉会合于缺盆。然后下行进入胸腔，穿过膈肌，络肝，属胆，沿胁里浅出气街，绕毛际，横向至髋关节（环跳穴）处。

直行者：从缺盆下行至腋，沿胸侧，过季胁，下行至髋关节（环跳穴）处与前脉会合，再向下沿大腿外侧、膝关节外缘，行于腓骨前面，直下至腓骨下端（绝骨穴），浅出外踝之前，沿足背行出于足第四趾外侧端（窍阴穴）。分支：从足背（临泣穴）分出，前行出足大趾外侧端，折回穿过爪甲，分布于足大趾爪甲后丛毛处，交于足厥阴肝经（图 3–13）。

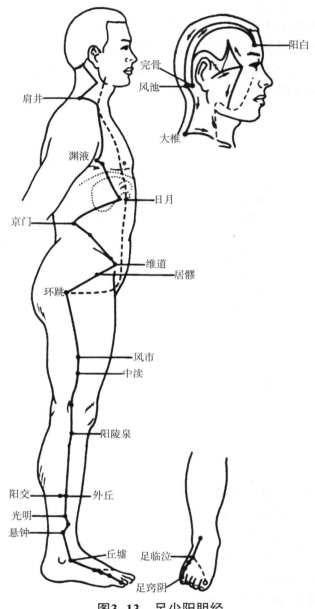

图3-13　足少阳胆经

12.足厥阴肝经　起于足大趾爪甲后丛毛处，向上沿足背至内踝前一寸处（中封穴），向上沿胫骨内缘，在内踝尖上八寸处交出足太阴脾经之后，上行过膝内侧，沿大腿内侧中线进入阴毛中，绕阴器，至小腹，夹胃两旁，属肝，络胆，向上穿过膈肌，分布于胁肋部，沿喉咙的后边，向上进入鼻咽部，上行连接目系，出于额，上行与督脉会于头顶部。

分支：从目系分出，下行颊里，环绕口唇的里边。

分支：从肝分出，穿过膈肌，向上注入肺，交于手太阴肺经（图 3-14）。

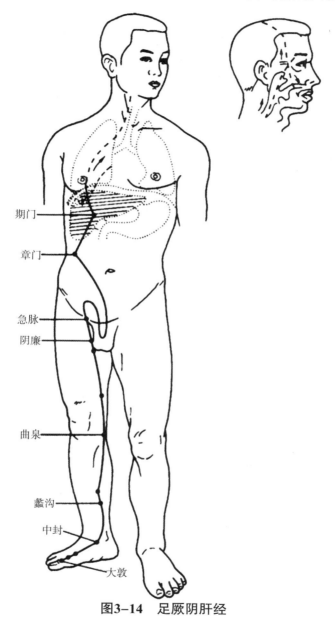

图3-14 足厥阴肝经

二、奇经八脉

奇经八脉，即督脉、任脉、冲脉、带脉、阴跷脉、阳跷脉、阴维脉、阳维脉的总称。由于它们的分布不像十二经脉那样有规律，且与脏腑之间没有直接的络属关系，不同于十二正经，故称"奇经"。奇经八脉纵横交叉于十二经脉之间，具有如下三方面的作用。

1. 密切十二经脉之间的联系 如督脉能总督一身之阳经，为"阳脉之海"；任脉能总任一身之阴经，又称"阴脉之海"；冲脉通行上下前后，渗灌三阴三阳，为全身气血的要冲，故又有"十二经脉之海"之称；带脉围腰一周，约束纵行诸脉；阴跷脉、阳跷脉能"分主一身左右之阴阳"；"阴维维于阴""阳维维于阳"，分别维系联络全身的阴经和阳经。

2. 调节十二经脉的气血 十二经脉气血满溢时，则流注于奇经八脉，蓄以备用；十二经脉气血不足时，奇经中所蓄之气血则溢出给予补充，以保持十二经脉气血的相对恒定状态，有利于维持机体生理功能的需要。

3. 与某些脏腑关系密切 奇经八脉与肝、肾等脏及女子胞、脑髓等奇恒之腑的关系较为密切，相互之间在生理、病理上均有一定的联系。

奇经八脉中，各条经脉因循行分布的特点不同，而表现出各自不同的生理功能。本节重点阐述督脉、任脉、冲脉、带脉的循行部位和生理功能。

（一）督脉

1. 循行部位 督脉起于胞中，下出会阴，沿脊柱里面上行，至项后风府穴处进入颅内，络脑，并由项沿头部正中线，经头顶、额部、鼻部、上唇，到上唇系带处。分支：从脊柱里面分出，络肾。分支：从小腹内分出，直上贯脐中央，上贯心，到喉部，向上到下颌部，环绕口唇，再向上到两眼下部的中央（图3-15）。

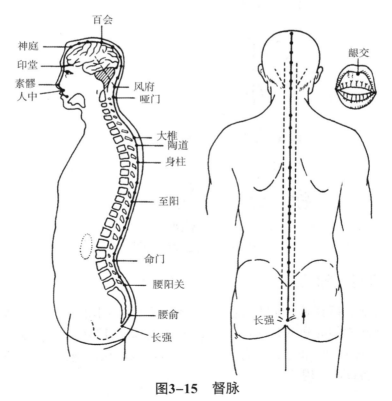

图3-15 督脉

2. 生理功能 "督"，有总督、统率之意，督脉的功能主要有两个方面。

（1）调节阳经气血 督脉行于背部正中，其脉多次与手足三阳经及阳维脉相交会，如督脉与手足三阳经会于大椎。督脉具有统率一身之阳经，调节全身阳经气血起作用，称为"阳脉之海"。

（2）反映脑、髓和肾的功能 督脉行脊里，络脑、络肾，故与脑、髓、肾有密切联系。

（二）任脉

1. 循行部位 任脉起于胞中，下出会阴，经阴阜沿腹部和胸部正中线上行，上行达咽喉，至下颌部，环绕口唇，沿面颊，分行至目眶下。分支：由胞中别出，与冲脉相并，行于脊柱前（图3-16）。

2. 生理功能 "任"，有担任、妊养之意。任脉的功能有两个方面。

（1）调节阴经气血 任脉循行于腹面正中线，其脉多次与足三阴经及阴维脉交会，如任脉与足三阴会于中极、关元。能总任一身之阴经，调节阴经气血，故称"阴脉之海"。

（2）任主胞胎 任脉起于胞中，与女子月经来潮及妊养、生殖功能有关。

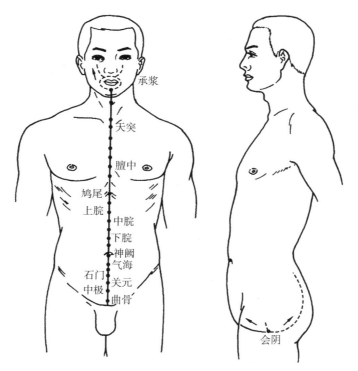

图3-16 任脉

（三）冲脉

1. 循行部位 冲脉起于胞中，下出会阴，从气街部起与足少阴经相并，夹脐上行。散布于胸中，再向上行，经喉，环绕口唇，到目眶下。分支：从少腹输注于肾下，浅出气街，沿大腿内侧进入腘窝，再沿胫骨内缘，下行到足底。

分支：从内踝后分出，向前斜入足背，进入大趾。分支：从胞中分出，向后与督脉相通，上行于脊柱内（图3–17）。

2. 基本功能 "冲"，有要冲之意。冲脉的功能主要有两个方面。

（1）调节十二经气血 冲脉循经上至头，下至足，后行于背，前布于胸腹，贯穿全身，为一身气血之要冲，能容纳和调节十二经脉及五脏六腑之气血，故有"十二经脉之海"和"五脏六腑之海"之称。

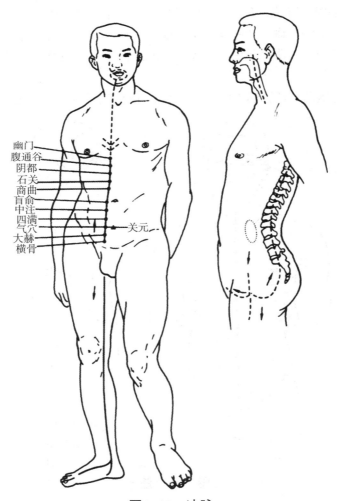

幽门
腹通谷
阴都
石关
商曲
肓俞
中注
四满
气穴
大赫
横骨

关元

图3–17 冲脉

（2）与女子月经及孕育功能有关　冲脉起于胞中，又为"血海"，女子月经来潮及妊娠与冲脉盛衰密切相关。冲、任脉气血旺盛，下注于胞中，而为月经，或妊娠时以养胚胎，若冲、任脉气血不足或通行不利，则会发生月经不调或不孕。故临床上治月经病及不孕症，多以调理冲任二脉为要。

（四）带脉

1. 循行部位　带脉起于季胁，斜向下行到带脉穴，绕身一周，"束带而前垂"，环行于腰腹部。并于带脉穴处再向前下方沿髂骨上缘斜行到少腹（图3-18）。

2. 基本功能　"带"，有束带之意。带脉的功能主要有两个方面。

（1）约束纵行诸经　带脉环腰一周，总束纵行诸脉，调节脉气，使之通畅。

（2）主司妇女带下　因带脉亏虚，不能约束经脉，多见妇女带下量多，腰酸无力等。

三、经络的生理与应用

（一）经络的生理功能

经络的功能活动，称为"经气"，主要表现在以下四个方面。

1. 沟通联系作用　人体五脏六腑、四肢百骸、五官九窍、皮肉脉筋骨虽各有其不同的生理功能，

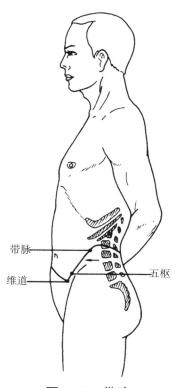

图3-18　带脉

但又共同进行着有机的整体活动，使机体内外、上下保持协调统一，构成一个有机的整体。这种有机配合、相互联系，主要是依靠经络的沟通、联络作用来实现。由于十二经脉及其分支的纵横交错，入里出表，通上达下，络属脏腑及奇经八脉、十二经筋、十二皮部的沟通联系，从而使人体各脏腑组织器官有机地联系起来，构成了一个彼此间紧密联系的统一体。

2. 通行气血作用　人体各个器官必须依赖气血的濡养，才能维持其正常的生理活动。经络是人体气血运行的通路，通过经络的营运，气血才能通达全身，发挥其濡养脏腑组织器官、抵御外邪、保卫机体的作用。

3. 感应传导作用　是指经络系统具有感应及传导各种信息的作用。针刺中的"得气"现象和"行气"现象就是经络传导感应的表现。此外，内在脏腑的生理活动或病理变化，也可通过经络而反映于人体外部某些官窍组织。

4. 调节平衡作用　经络能运行气血和协调阴阳，使人体机体活动保持相对的

平衡。当人体发生疾病时，出现气血不和及阴阳偏盛偏衰的证候，也可运用针灸以激发经络的调节作用。

（二）经络学说的应用

1. 阐释病理变化　在发生病变时，经络就成为传递病邪和反映病变的途径。经络是外邪从皮毛腠理内传至五脏六腑的传变途径。由于脏腑之间通过经脉沟通联系，所以经络还可成为脏腑之间病变相互影响的途径。如足厥阴肝经夹胃、注肺中，所以肝病可以犯胃、犯肺。

经络也是脏腑与体表组织之间病变相互影响的途径。通过经络的传导，内脏的疾病可以反映于外表，表现于某些特定的部位或与其相应的孔窍。如真心痛，不仅表现为心前区疼痛，且常放射至上肢内侧尺侧缘，是因为手少阴心经行于上肢内侧后缘之故。

2. 指导疾病的诊断　由于经络有一定的循行部位和络属脏腑，可以反映所属脏腑的病变，临床上可以根据疾病症状出现的部位，结合经络循行及所联系的脏腑，作为疾病诊断的依据。如两胁疼痛，多为肝胆疾病。头痛病，痛在前额者，多与阳明经有关；痛在两侧者，多与少阳经有关；痛在后头部及项部者，多与太阳经有关；痛在颠顶者，多与厥阴经有关。

3. 指导疾病的治疗

经络学说被广泛地应用于临床各科治疗，特别是对针灸、按摩和药物治疗。针灸疗法与按摩疗法，首先必须按经络学说来进行辨证，断定疾病属于何经后，再根据经络的循行分布路线和联系范围来选定针灸穴位。古代医家创立并形成了"药物归经"理论。就是指药物作用通过经络的传输，直达病所，发挥其选择性治疗作用。金元医家张元素还根据经络学说，创立"引经报使"理论，如治头痛，属太阳经的用羌活，属阳明经的用白芷，属少阳经的可用柴胡，属厥阴经的可用蔓荆子。

此外，目前被广泛用于临床的耳针、电针、针刺麻醉、穴位注射等治疗方法，都是在经络学说的指导下所创立和发展起来的。

第四节　体质学说

扫一扫看课件

体质，又称禀质、禀赋等，是不同的个体在形质、功能、心理方面的身心特征。体质学说，是以中医理论为指导，研究人体体质的概念、形成、类型、特征及其对疾病发生、发展过程的影响，并以此指导疾病诊断和防治的理论。

一、体质的概念

（一）体质的基本概念

体质是在先天禀赋和后天获得基础上所形成的形态结构、生理功能和心理活动方面相对稳定的特性。每个人都有自己的体质特点，人的体质特点或隐或显地体现于健康或疾病过程中。

（二）体质的特点

1. 个体差异性　体质特征因人而异，有明显的个体差异性。通过人体的形态结构、生理功能、心理活动的差异性而表现出来，而且千变万化，复杂多样，因而个体差异性是体质学说研究的核心问题。

2. 形神一体性　"形神合一" 是中医学体质概念的基本特征之一。体质能反映个体在形态结构、脏腑功能等方面的生理特性及个体在生命活动过程中所表现出来的精神活动方面的心理特性，是对个体身心特性的概括。

3. 相对稳定性　体质禀承于先天，得养于后天。先天禀赋决定着个体体质的相对稳定性，体质是随个体发育的不同阶段而演变，在生命过程中的某个阶段，体质状态具有相对稳定性。

4. 动态可变性　个体在生命的历程中，受后天环境因素、饮食营养、年龄变化、疾病损害、针药治疗等影响，又使得机体体质具有可变性。

5. 群体趋同性　同一种族或居住在同一地域的人，因为生存环境和生活习惯相同，遗传背景相近，体质具有相同或类似的特点，故此具有群体趋同性。

（三）体质的构成要素

1. 形态结构的差异性　人体形态结构上的差异性是个体体质特征的重要组成部分，包括外部形态结构和内部形态结构（有脏腑、经络、气血津液等）。体表形态是个体外观形态的特征，包括体格、体型、体重、性征、体姿、面色、毛发、舌象、脉象等。体格是指反映人体生长发育水平、营养状况和锻炼程度的状态，身体各部分的大小、形状、匀称程度等。体型是指身体各部位大小比例的形态特征。观察体表形态，主要是观察形体肥瘦，皮肉厚薄，肤色之苍嫩的差异等。

2. 生理功能的差异性　人体的生理功能是其内部形态结构的反映，也是脏腑经络及气血津液功能的体现。如面色、脉象、舌象、呼吸强弱、语言高低、二便情况、生殖功能、睡眠状况等，均是脏腑经络及气血津液生理功能的反映，是了解体质状况的重要内容。

3. 心理特征的差异性　心理是感觉、知觉、情感、记忆、思维、性格、能力等的总和。不同脏腑的功能活动，表现为某种特定的情感、情绪反应与认知活动，如善怒、善悲、胆怯等。人的心理特征不仅与形态、功能有关，而且与人体生活经历以及所处的社会文化环境有着密切联系，即便为同种形态结构和生理功能者，也可以表现为不同的心理特征。

二、体质的生理基础

（一）体质的生理基础

脏腑经络及气血津液，是体质形成的生理学基础。

1. 体质与脏腑经络的关系 脏腑经络盛衰偏颇的不同决定体质的差异。在个体先天禀赋与后天环境相互作用下，不同个体常表现出脏腑阴阳的偏颇。

2. 体质与气血津液的关系 气血津液是决定体质特征的重要物质基础。脏腑精气的盛衰，经络气血的多少，决定着体质的强弱，并影响着体质的类型，故气血津液是决定人体生理特点和体质特征的重要物质基础。

（二）影响体质的因素

1. 先天因素 又称先天禀赋，是体质形成的基础，是体质强弱的前提条件。先天之精充盈，则禀赋充足而周全，体质强壮而少偏颇。而体质的发育和定型，还受后天因素综合作用的影响。

2. 后天因素 后天因素是人出生之后各种因素的总和，如年龄、性别、饮食、劳逸、情志因素、地理、疾病损害及药物治疗等。

（1）年龄 小儿的体质特点为，脏腑娇嫩，形气未充，易虚易实，易寒易热；青壮年体质特点为：气血津液充盛，脏腑功能强健；老年人由于内脏功能活动的生理性衰退，体质常表现出精气渐衰、脏腑虚弱、气血郁滞等特点。

（2）性别 男性多禀阳刚之气，脏腑功能较强，体魄健壮魁梧，性格多外向粗犷，心胸开阔；女性多禀阴柔之气，脏腑功能较弱，体形小巧苗条，性格多内向细腻。女子以肝为先天，有经、带、胎、产等特殊生理过程，还有月经期、妊娠期和产褥期的体质改变。

（3）饮食 合理的膳食结构和饮食习惯，良好的营养，则能保持和促进身体的正常生长发育，使精气神旺盛，脏腑功能协调，体质强壮。如饮食偏嗜，可使体内物质缺乏或过多，进而引起脏气偏盛偏衰，形成有偏倾趋向的体质。

（4）劳逸 适度的劳作或体育锻炼，可使筋骨强壮，关节通利，气机通畅，气血调和，脏腑功能旺盛。过度的劳作，则易于消耗气血，损伤筋骨，致脏腑功能减弱，形成虚性体质。过度安逸，长期养尊处优，则易致气血运行不畅，筋肉松弛，脾胃亏虚，而形成痰瘀型体质。

（5）情志 情志和调，则气血调畅，脏腑功能协调，体质健壮。反之，突然强烈或长期持续的情志刺激，可致脏腑精气的不足或脏腑气机紊乱，常可造成偏颇体质。如忧愁日久，郁闷寡欢，常易引起"肝郁质"，并可诱发结节肿瘤等。

（6）地理　不同地域具有不同的地理特征，不同的饮食结构、居住条件、生活方式，从而形成不同的体质特征。如西北高原之人多形体壮实，腠理致密；东南沿海之人多体型瘦弱，腠理疏松；居住环境的寒冷潮湿，则易形成阴盛体质或湿盛体质。

（7）疾病针药　疾病改变体质多是向不利方面变化，如大病、久病之后，常使体质转虚。药物与针灸治疗能够调整脏腑阴阳的盛衰及经络气血之偏颇，用之得当，可使体质恢复正常；用之不当，则会使体质由强变弱。

三、体质的分类

体质的分类，是以整体观念为指导，以阴阳五行学说为思维方法，以藏象及气血津液为理论基础而进行的。运用阴阳的分类方法对体质进行分类是体质分类的基本方法，大致可分为阴阳平和质、偏阳质和偏阴质三种类型。

（一）阴阳平和质

阴阳平和质是功能较为协调的体质类型。体质特征是身体强壮，胖瘦适度；面色与肤色虽有五色之偏，但都明润含蓄；食量适中，二便通调；目光有神，性格开朗；夜眠安和，精力充沛，反应灵活，思维敏捷，工作潜力大；自身调节和对外适应能力强；舌质红润，脉象缓匀。阴阳平和质者不易感受外邪，较少生病。即使患病，多为表证、实证，且易于治愈，康复亦快。若后天调养得宜，其体质不易改变，易获长寿。

（二）偏阳质

偏阳质是具有亢奋、多动、偏热等特性的体质类型。体质特征是形体适中或偏瘦；面色多偏红或微苍黑，或皮肤油腻；性格外向，喜动好强；大便易干燥，小便易黄赤；食量较大，消化力强，畏热喜冷；精力旺盛，反应灵敏，性欲较强；唇舌偏红，苔薄偏黄，脉多滑数。偏阳质者易感风、暑、热等阳邪，发病后多表现为热证、实证，并易化燥伤阴；容易发生心悸及失眠等病证。

（三）偏阴质

偏阴质是具有抑制、偏寒、多静等特征的体质类型。体质特征是形体适中或偏胖，易于疲劳，面色偏白欠华；平时畏寒喜热，性欲偏弱，食量较小，消化力弱；精力偏弱，动作迟缓，性格内向，喜静少动；舌多淡白，脉多沉细。偏阴质者易感寒、湿等阴邪，发病后多表现为寒证、虚证；内伤杂病容易发生湿滞、水肿、痰饮、瘀血等病证。

四、体质学说的应用

体质与病因、发病、病机、辨证论治均有密切的关系。

（一）体质与病因

体质因素决定着个体对某些病邪的易感性。一般而言，偏阳质者易感受风、暑、热之邪；偏阴质者易感受寒、湿之邪。

（二）体质与发病

体质强壮者，正气旺盛，抗病力强，邪气难以侵袭；体质虚弱者，正气虚弱，抵抗力差，邪气易于侵袭而发病。

（三）体质与病机

体质因素决定病机的从化及疾病的传变。如同为湿邪，偏阳质者得之，易从阳化热而为湿热之候；偏阴者得之，易从阴化寒而为寒湿之证。体质既可通过正气的强弱影响传变，又可通过决定病邪的"从化"影响传变。如素体阳盛阴虚者，感邪多从阳化热，疾病多向实热或虚热方面演变；素体阴盛阳虚者，则邪多从阴化寒，疾病多向实寒或虚寒方面转化。

（四）体质与辨证论治

体质是辨证的基础，体质决定疾病的证候类型。同病异证与异病同证，主要是以体质的差异为生理基础。阳虚体质者，感受寒湿阴邪，易从阴化寒化湿，当用附子、肉桂、干姜等大热之品，以温阳祛寒或通阳利湿，慎用寒凉伤阳之药；阴虚体质者，内火易动，若同感受寒湿阴邪，则易从阳化热伤阴，治宜清润之品，慎用温热伤阴之剂。

此外，体质不同，针灸治疗也应有别。一般而言，体质强壮者，对针灸的耐受性强；体质弱者，耐受性差；肥胖体质者，多气血迟涩，对针刺反应迟钝，进针宜深，刺激量宜大，多用温针艾灸；瘦长体型者气血滑利，对针刺反应敏感，则应进针宜浅，刺激量宜小，少用温灸之法。

第四章 中医学的疾病观

中医学疾病观是指对中医学疾病的病因病机传变规律的认识，包括病因学说与病机学说等。病因是导致疾病发生的各种原因，包括外感六淫、内伤七情，以及饮食劳逸失常等；病机是病因发生发展变化及其结局的机理，是中医学辨证的重要内容，包括发病机理与病变机理。

第一节 病因学说

病因，是指引起疾病发生的原因，又称为致病因素、病邪等。病因学说，是研究病因的概念、性质、致病特点及其临床表现的学说。

疾病发生的原因多种多样，诸如气候异常、疫疠传染、精神刺激、饮食所伤、劳逸失度、痰饮、瘀血、结石、各种外伤、药邪、医过及先天因素等，在一定条件下都可导致疾病的发生。

历代医家对病因提出了不同的分类方法。《黄帝内经》提出了阴阳分类法。《素问·调经论》指出："夫邪之生也，或生于阴，或生于阳。其生于阳者，得之风雨寒暑。其生于阴者，得之饮食居处，阴阳喜怒。"宋代陈无择著《三因极一病证方论》，提出了"三因学说"，称六淫邪气为"外所因"，情志所伤为"内所因"，而饮食劳倦、跌仆金刃，以及虫兽所伤等则为"不内外因"。这种把致病因素与发病途径结合起来进行研究的分类方法更趋合理，对后世影响很大。目前根据疾病的发生途径、形成过程，一般将病因分为外感病因、内伤病因、病理产物性病因、其他病因四大类。

中医学探求病因的主要方法：其一，问诊求因，通过问诊了解推求致病因素，如外感六淫、情志内伤、饮食所伤、外伤等。其二，辨证求因，是以临床表现为依据，通过分析疾病的症状、体征来推求病因，是中医探求病因的特有方法。

一、外感病因

外感病因，指来源于自然界，多从肌表或口鼻侵犯人体，引发外感病的致病因素。包括六淫和疠气。

（一）六淫

六淫，即风、寒、暑、湿、燥、火（热）六种外感病邪的统称。风、寒、暑、湿、燥、火是自然界六种不同的气候变化，称为"六气"。只有在气候异常变化，超越了人体的适应能力，或者气候正常，但人体正气不足，抵抗力下降，而导致疾病发生时，则成为致病因素，称为"六淫"或"六邪"。

六淫致病的有其共同特点，包括：①外感性。六淫致病均从外界侵犯人体，多从肌表、口鼻而入，或两者同时受邪，故称六淫为外感致病因素，所致疾病即称为"外感病"。②季节性。六淫致病常有明显的季节性。如春季多风病，夏季多暑病，长夏、初秋多湿病，深秋多燥病，冬季多寒病。③地域性。六淫致病与生活、工作的环境密切相关。如西北多燥病、东北多寒病、江南多湿热为病；久居潮湿环境多湿病；高温环境作业多有燥热或火邪为病等。④相兼性。六淫既可单独伤人致病，又可两种或两种以上同时侵犯人体而为病。如风热感冒、湿热泄泻、风寒湿痹等。

六淫致病从现代临床实践看，除气候因素外，还包括了生物（细菌、病毒等）、物理、化学等多种致病因素作用于机体所引起的病理反应在内。

中医学阐释六淫的致病特点，主要是运用取象比类的思维方法，即以自然界之气象、物候与人体病变过程中的临床表现相类比，经过反复临床实践的验证，不断推演、归纳、总结出来的。

1. 风邪 凡致病具有善动不居、轻扬开泄等特性的外邪，称为风邪。风为春季主气，但四季皆有，终岁常在，在六淫中致病最广。风邪的性质和致病特点主要有：

（1）风为阳邪，轻扬开泄，易袭阳位 风邪善动不居，具有轻扬、发散、向上、向外的特性，故属于阳邪。风邪侵袭常伤及人体的上部（头面）、阳经和肌表，使皮毛腠理开泄，常出现头痛、汗出、恶风、咽痒咳嗽、面目浮肿等症状。《素问·太阴阳明论》说："伤于风者，上先受之。"

（2）风性善行数变 "善行"，指风邪致病具有病位游移、行无定处的特征。如痹证中的"行痹"见游走性关节疼痛，痛无定处，又称为"风痹"。"数变"指风邪致病有变幻无常和发病迅速的特点。如风疹块有皮肤瘙痒，发无定处，此起彼伏的特点。以风邪为先导的外感病，一般发病急，传变也较快。如风中于头面，可突发口眼㖞斜；风水证，起病仅有表证，短时间内发生头面一身俱肿。故

《素问·风论》说："风者，善行而数变。"

（3）风性主动　指风邪致病有动摇不定的特征。如面部肌肉颤动，或口眼㖞斜，为风中经络。诸如眩晕、抽搐、颈项强直、角弓反张等症，都与风相关。故《素问·阴阳应象大论》说："风胜则动。"

（4）风为百病之长　一是指风邪常兼他邪而伤人。因风性开泄，凡寒、湿、暑、燥、热诸邪，常依附于风而侵犯人体，从而形成外感风寒、风热、风湿、风燥、暑风等证。二是指风邪袭人致病最多。风邪终岁常在，故发病机会多；风邪侵人，无孔不入，表里内外均可遍及，侵害不同的脏腑组织，可发生多种病证。由于其致病非常广泛，古人甚至把风邪作为外感致病因素的总称。

2. 寒邪　凡致病具有寒冷、凝结、收引等特性的外邪，称为寒邪。寒为冬季主气，故冬多寒病。其他季节，若如气温骤降、汗出当风、空调过凉等，均为感受寒邪的途径。寒伤肌表，郁遏卫阳者，称为"伤寒"；寒邪直中于里，伤及脏腑阳气者，称为"中寒"。寒邪的性质和致病特点主要有：

（1）寒为阴邪，易伤阳气　寒为阴气盛的表现，所谓"阴盛则寒"。寒邪伤人，阳气被阴寒所伤，即所谓"阴胜则阳病"。寒邪伤人，导致阳气温煦气化功能减退的寒证。如外寒侵袭肌表，卫阳被遏，肺气失宣，可见恶寒发热、无汗、鼻塞等症；寒邪直中脾胃，脾阳受损，可见脘腹冷痛、呕吐、泄泻等。《素问·至真要大论》说："诸病水液，澄澈清冷，皆属于寒。"

（2）寒性凝滞　寒邪侵人，易使气血凝结、经脉阻滞。阴寒之邪侵犯，阳气受损，失其温煦，易使经脉气血运行不畅，甚或凝结阻滞不通，不通则痛。表现为局部疼痛，得温则减，遇寒加重。如痹证中若以关节冷痛，疼痛剧烈为主者，称为"寒痹""痛痹"；寒邪直中胃肠，则脘腹剧痛；寒客肝脉，可见少腹或阴部冷痛等。

（3）寒性收引　指寒邪侵袭人体，可使气机收敛，腠理、经络、筋脉收缩牵引而挛急。如寒邪侵及肌表，腠理闭塞，卫阳被郁，不得宣泄，可见恶寒、发热、无汗等症。《素问·举痛论》说："寒则气收。"

3. 暑邪　凡夏至之后，立秋以前，致病具有炎热、升散、兼湿等特性的外邪，称为暑邪。暑为夏季的主气。暑邪独见于夏令，有明显的季节性。暑邪纯属外邪，无内暑之说。暑邪致病，起病缓病情轻者为伤暑；发病急病情重者为中暑。暑邪的性质和致病特点主要有：

（1）暑为阳邪，其性炎热　暑为夏季火热之气所化，故暑邪为阳邪。暑邪伤人多表现为一系列阳热症状，如高热、心烦、面赤、脉象洪大等。

（2）暑性升散，扰神伤津耗气　暑热之气具有蒸发升腾的特点。暑邪易上犯头目，或热扰心神，出现头昏目眩，面赤，心胸烦闷不宁等。暑热蒸腾使气分热盛，致腠理开泄而多汗，汗多伤津耗气。轻者可见口渴喜饮、气短乏力，严重者则出现卒倒昏厥、不省人事等气随津脱之象。

（3）暑多夹湿　暑季气候炎热，且多雨而潮湿，热蒸湿动，水气弥漫，故暑邪致病，多夹湿邪为患。其临床除见发热、烦渴等暑热症状外，常兼见身热不扬、四肢困倦、胸闷呕恶、大便溏泄不爽等湿滞症状。

4. 湿邪　凡致病具有重浊、黏滞、趋下等特性的外邪，称为湿邪。湿为长夏主气，但四季均可发生。凡气候潮湿、涉水淋雨、居处潮湿、水中作业等均易感受湿邪。湿邪的性质和致病特点主要有：

（1）湿为阴邪，易阻遏气机，损伤阳气　湿性类水，故为阴邪。湿邪侵人，易伤阳气，亦常易困脾，致脾阳不振，运化无权，从而使水湿内生，发为泄泻、水肿、尿少等症。湿为有形之邪，易阻遏气机，其致病可弥漫上中下三焦，使气机升降失常，经络阻滞不畅而导致多种多种病证。如湿阻胸膈，气机不畅则胸膈满闷等。故清代叶桂在《温热论·外感温热》中说："湿胜则阳微。"

（2）湿性重浊　"重"，即沉重、重着。指湿邪致病，出现以沉重感为特征的表现，如头身困重、四肢酸楚沉重等。如湿邪困遏头面，可使清阳不升，阳气不得布达，则头重如束布帛。湿邪阻滞经络关节，可见肌肤不仁、关节疼痛重着等，称之为"湿痹"或"着痹"。"浊"，即秽浊不清，出现排泄物和分泌物秽浊不清的病变特点。如面垢眵多，小便浑浊，妇女黄白带下，大便溏泄或下痢脓血黏液，疮疡，湿疹之流水秽浊等。

（3）湿性黏滞　"黏滞"即黏腻停滞，主要表现在两方面：一是指症状的黏滞性。排出物及分泌物多滞涩不畅，如大便黏腻不爽，小便涩滞不畅等。二是指病程的缠绵性。湿邪为病，缠绵难愈，病程较长或反复发作，如湿痹、湿疹、湿温病等。

（4）湿性趋下，易袭阴位　湿性类水，有趋下特性。湿邪致病多见下部的症状，如湿脚气、臁疮、小便浑浊、带下、泄泻等病证。故《素问·太阴阳明论》说："伤于湿者，下先受之。"

5. 燥邪　凡致病具有干燥、收敛等特性的外邪，称为燥邪。燥为秋季的主气。燥邪伤人，多自口鼻而入，首犯肺卫，发为外燥病证。外燥有温燥、凉燥之分。初秋尚有夏末之余热，燥与热合，发为温燥；深秋而有近冬之寒气，燥与寒合，则发为凉燥。燥邪的性质和致病特点主要有：

（1）燥性干涩，易伤津液　燥邪为干涩之病邪，易伤人之津液，出现各种干燥、涩滞的症状，如口鼻干燥，咽干口渴，皮肤干涩，毛发不荣，小便短少，大便干结等。故《素问·阴阳应象大论》说："燥胜则干。"

（2）燥易伤肺　肺为娇脏，喜清润而恶燥，燥邪最易损伤肺津，从而影响肺气之宣降，甚或燥伤肺络，出现干咳少痰，或痰黏难咯等症。

6. 火（热）邪　凡致病具有炎热、升腾等特性的外邪，称为火热之邪。火热之邪伤人常导致外感火热病证，主发于夏季，一年四季均可发生。此外，感受风、寒、暑、湿、燥等各种外邪或精神刺激，在一定条件下也可以化火，故又有

"五气化火""五志化火"之说。火与热皆为阳盛，其主要区别是：热邪致病，多为全身弥漫性发热征象；火邪致病，多在局部郁发。火热之邪的性质和致病特点主要有：

（1）火热为阳邪，其性炎上　火性燔灼、升腾，故为阳邪，所谓"阳胜则热"。临床多见高热、恶热、烦渴、汗出、脉洪数等症。火性趋上，火热之邪易侵害人体上部，如目赤肿痛、咽喉肿痛、口舌生疮、耳内肿痛或流脓等。

（2）火热易扰心神　火与心相通应，故火热之邪易入营血，影响心神。轻者心神不宁而心烦失眠；重者扰乱心神，出现狂躁不安，或神昏谵语等症。

（3）火热易伤津耗气　火热之邪侵人，一方面迫津外泄，另一方面直接消灼阴津。故火热之邪致病，除热象显著外，往往伴有口渴喜冷饮、咽干舌燥、小便短赤、大便秘结等津伤阴亏的症状。耗气，一是气随津泄，一是阳热太盛，耗气过多，即《素问·阴阳应象大论》所言："壮火食气。"可见体倦乏力、少气懒言等气虚证，甚则可致全身津气脱失的虚脱证。

（4）火热易生风动血　"生风"，指火热之邪侵犯人体，燔灼肝经，耗劫阴液，筋脉失养，而致肝风内动，又称为"热极生风"，表现为高热、神昏谵语、四肢抽搐、两目上视、角弓反张等。"动血"，指火热之邪可以加速血行，灼伤脉络，甚则迫血妄行，而致各种出血，如吐血、衄血、便血、尿血、皮肤发斑及妇女月经过多、崩漏等病证。

（5）火邪易致疮痈　火热之邪入于血分，聚于局部，腐蚀血肉，发为痈肿疮疡。其临床表现以疮疡局部红、肿、热、痛为特征。《灵枢·痈疽》说："大热不止，热胜则肉腐，肉腐则为脓，故名曰痈。"

（二）疠气

1. 疠气的概念　疠气是一类具有强烈传染性的病邪。在中医文献记载中又有"瘟疫""疫疠""异气""毒气""乖戾之气"等名称。疠气可通过空气传播，多从口鼻侵犯人体，也可随饮食污染、蚊虫叮咬、虫兽咬伤、皮肤接触、性接触、血液传播等途径感染而发病。

疠气种类繁多，其所引起的疾病，统称为疫疠病，又称疫病、瘟病，或瘟疫。如时行感冒、痄腮（腮腺炎）、烂喉丹痧（猩红热）、白喉、天花、疫毒痢（中毒性痢疾）、肠伤寒、霍乱、鼠疫、疫黄（急性传染性肝炎），以及流行性出血热、艾滋病（AIDS）、严重急性呼吸道综合征（SARS）、流感等，都属感染疠气引起的疫病，包括了现代临床许多传染病和烈性传染病。

2. 疠气的性质和致病特征

（1）传染性强，易于流行　疠气具有强烈的传染性和流行性，可通过空气、食物等多种途径在人群中传播。当处在疠气流行的地域时，无论男女老少，体质强弱，凡触之者，多可发病。

（2）发病急骤，病情危笃　疠气多属热毒之邪，其性疾速暴戾，且常夹毒雾、瘴气等秽浊之邪，故其致病具有发病急骤，来势凶猛，变化多端，病情险恶的特点。常见热盛、扰神、动血、生风、剧烈吐泻等危重症状。

（3）一气一病，症状相似　一种疠气，只导致一种特异性的疫病发生，其症状基本相似，即所谓"一气致一病"。例如痄腮，无论男女，一般都表现为耳下腮部肿胀。说明某种疠气可专门侵犯某脏腑、经络或某一部位而发病。

3. 影响疠气形成和疫病流行的因素

（1）气候异常　自然气候的反常变化，如久旱、酷热、湿雾瘴气等。

（2）环境饮食污染　如空气、水源或食物受到污染。

（3）隔离不及时　如时行感冒、痄腮可通过空气传播，疫毒痢、霍乱、疫黄可通过粪便及饮食传播。

（4）社会因素影响　如战乱、社会动荡不安，或工作环境恶劣等。

二、内伤病因

内伤病因，是指因人自身摄养不当，直接伤及脏腑而发病的致病因素。包括七情内伤、饮食失宜、劳逸失度等。

（一）七情内伤

1. 七情内伤的概念　七情内伤，指喜、怒、忧、思、悲、恐、惊等七种内伤情志刺激。正常情况下，一般不会使人致病，若突然强烈或长期持久的情志刺激，超过了人体本身的生理活动范围，使人体气机紊乱，脏腑阴阳气血失调而导致疾病的发生。

2. 七情与脏腑气血的关系　人的情志活动与脏腑气血有着密切的联系。七情分属于五脏，以喜、怒、思、悲、恐为代表，称为五志。具体而言，肝在志为怒，心在志为喜，脾在志为思，肺在志为悲，肾在志为恐。若脏腑气血运行失常，会出现异常的情志反应。如《灵枢·本神》说："肝气虚则恐，实则怒……心气虚则悲，实则笑不休。"反之，情志太过也会损伤相应的内脏，导致疾病的发生。

3. 七情内伤的致病特点

（1）直接伤及内脏

1）首伤心神　心藏神而为脏腑之主，所以情志所伤，首先影响心神，然后波及相应脏腑。《灵枢·口问》说："心者，五脏六腑之大主也……故悲哀愁忧则心动，心动则五脏六腑皆摇。"

2）损伤相应之脏　《素问·阴阳应象大论》说："怒伤肝……喜伤心……思伤脾……忧伤肺……恐伤肾。"临床上不同的情志刺激，可对各脏有不同的影响。

3）易伤心肝脾　心主血藏神，肝藏血主疏泄，脾主运化，为气机升降的枢纽和气血生化之源，所以七情内伤以心、肝、脾三脏病证和气血失调为多见。

由于情志的复杂性，七情内伤既可一种情志伤人，也可两种以上情志交织伤人致病，如忧思、郁怒、惊喜、惊恐等。数情交织致病，可损伤一个或多个脏腑。如大惊过喜或猝受惊恐，既可伤心，又可及肾；忧思过度，既可伤脾，也可影响心肺等脏。

此外，情志内伤还可以化火，即"五志化火"，久之可致阴虚火旺等证，或导致湿、食、痰诸郁为病。

（2）影响脏腑气机 《素问·举痛论》说："百病生于气也，怒则气上，喜则气缓，悲则气消，恐则气下……惊则气乱……思则气结。"

怒则气上：过怒伤肝，疏泄太过，气机上逆，甚则血随气逆，并走于上，而见头胀头痛，面红目赤，甚则呕血、昏厥卒倒等。《素问·生气通天论》说："大怒则形气绝，而血菀于上，使人薄厥。"若肝气横逆，可兼见腹痛、泄泻等。

喜则气缓：过喜伤心，使心气涣散，而神不守舍，可见精神不集中，神志失常或狂乱等症。

悲则气消：过度悲忧伤肺，常见精神不振，意志消沉，气短乏力等症。

恐则气下：过度恐惧伤肾，致肾气不固，气陷于下，而见二便失禁，甚则骨酸脚软、滑精等症。

惊则气乱：突然受惊，致心神不定，气机逆乱，可见心悸、惊恐不安等症。

思则气结：过度思虑伤心脾，致心脾气机结滞。可见精神萎靡、反应迟钝、不思饮食、腹胀纳呆、便溏等症状。

（3）多发为情志病 七情致病不仅可引起胸痹、真心痛、眩晕等表现为躯体疾患的心身疾病，还常可致郁证、癫、狂等以精神失常为主的神志疾病。

（4）影响病情变化 情绪积极乐观，有利于病情的恢复；而不良的情志刺激，可加重病情，或使病情恶化。如素有眩晕病史的患者，若遇情志刺激而恼怒，可诱发眩晕，甚至突然昏厥，出现危象。

（二）饮食失宜

饮食是人赖以生存和维持健康的基本条件。但若饥饱失常，饮食不洁，或饮食偏嗜，则又常为导致疾病发生的原因。饮食失宜，首先损伤脾胃功能，又可聚湿、化热、生痰，而变生他病。

1. 饥饱失常

（1）过饥 过饥则摄食不足，气血生化之源缺乏，久之则气血衰少而为病。气血不足则正气虚弱，抵抗力降低也易继发其他病证。

（2）过饱 饮食超量，或暴饮暴食，脾胃难于运化转输，饮食积滞不化，可见脘腹胀满疼痛，嗳腐吞酸，呕吐泄泻，厌食纳呆等。长期过饱，还可引起营养过剩，而发展为肥胖、消渴、胸痹等病证。过食肥甘厚味，易于化生内热，甚至引起痈疽疮毒等病，即"高粱之变，足生大丁"（《素问·生气通天论》）。

此外，大病初愈，若过食或食肉较多，可引起疾病复发，称为"食复"；小儿喂养过量，易致消化不良，久则可致"疳积"等。

2. 饮食不洁 进食不洁净或有毒的食物，可引起多种肠胃道疾病，出现腹痛、吐泻、痢疾等。或引起寄生虫病，如蛔虫、蛲虫、寸白虫等，临床见脐腹时痛、嗜食异物、面黄肌瘦等症。若蛔虫窜进胆道，还可出现上腹剧痛，时发时止，吐蛔，四肢厥冷的蛔厥证。若进食腐败变质有毒食物，常出现剧烈腹痛、发热吐泻等中毒症状，重者可出现昏迷或死亡。

3. 饮食偏嗜 饮食偏嗜日久，可导致人体阴阳失调，或某些营养缺乏而发生疾病。

（1）寒热偏嗜 如多食生冷寒凉，可伤脾胃阳气，导致寒湿内生，发生腹痛泄泻等症；若偏食辛温燥热，可使胃肠积热，出现口渴、腹满胀痛、便秘或酿成痔疮病证。若嗜酒成癖，久易聚湿、生痰、化热而致病，甚至变生癥积。

（2）五味偏嗜 五味，指酸、苦、甘、辛、咸。五味入五脏，《素问·至真要大论》说："酸先入肝，苦先入心，甘先入脾，辛先入肺，咸先入肾。"若长期偏嗜某种性味的食物，既可引起本脏功能失调，也可导致"伤己所胜"的病机改变。

（3）食类偏嗜 指偏食某种或某类食品，或厌恶而不食某类食物，或膳食中缺乏某些营养物质等，久之也可成为导致某些疾病发生的原因，如瘿瘤（碘缺乏）、佝偻（钙磷代谢障碍）、夜盲（维生素 A 缺乏）等。

（三）劳逸失度

1. 过劳 过劳，指劳动或思考过度，包括劳力过度、劳神过度和房劳过度。

（1）劳力过度 又称"形劳"，指体力透支，易伤正气，临床可见少气懒言，神疲消瘦。《素问·举痛论》说："劳则气耗。"《素问·宣明五气》也说："久立伤骨，久行伤筋。"劳作过程中用力不当会造成努伤，可致瘀血阻滞而现局部疼痛、功能受限等症。

（2）劳神过度 又称"心劳"，指思虑太过，劳伤心脾。可出现心神失养的心悸、健忘、失眠、多梦，以及脾不健运的纳呆、腹胀、便溏等症。

（3）房劳过度 又称"肾劳"。肾藏精，为封藏之本，肾精不宜过度耗泄。若房事太过，或手淫频繁，或妇女早孕、多育等，易耗伤肾精。常见腰膝酸软、眩晕耳鸣、精神萎靡、性欲减退，或遗精、早泄、阳痿，或月经不调，甚则不孕不育等病证。

2. 过逸 是指过度安闲，长期不劳动，又不运动锻炼。人体每天需要适当的活动，气血才能流畅。若安逸少动，易致气血不畅，同时脾胃运化功能呆滞，化生气血减少，日久渐趋虚弱，出现精神不振，食少乏力，肢体软弱，或发胖臃肿，或脉络阻滞不通，或动则心悸，气喘及汗出等，或继发他病。正如《素问·宣明五气》所说："久卧伤气。"此外，长期用脑过少，可致神气衰弱，常见精神抑郁、萎靡、健忘、反应迟钝等。

三、病理产物病因

在疾病发展过程中，人体内会形成水湿痰饮、瘀血等病理产物，这些病理产物一旦形成，又会成为致病因素，引起新的病变发生，因而称其为"继发性病因"。

（一）痰饮

1. 痰饮的概念 痰饮是水液代谢障碍所形成的病理产物。就其形质而言，稠浊者为痰，清稀者为饮。就其停留部位而言，痰外而皮肉筋骨，内而经络脏腑，无处不到，致病范围广泛。饮常停留于人体局部或肌肤，根据所停留的部位及症状不同，《金匮要略》将其分为四饮，即"痰饮""悬饮""溢饮""支饮"。

痰有"有形之痰"和"无形之痰"之别。有形之痰，指视之可见，闻之有声，或触之可及之痰，如咳嗽吐痰、喉中痰鸣等。无形之痰，指只见其临床表现，不见其形质之痰，如眩晕、癫狂等，是通过辨证求因的方法来确诊的。

2. 痰饮的形成 外感六淫，内伤七情，饮食失宜等，均可导致肺、脾、肾、肝及三焦、膀胱的功能失常，气化失司，水液停聚而形成痰饮。

肺、脾、肾、肝及三焦、膀胱等脏腑对水液代谢发挥着重要作用，其功能失常是痰饮形成的中心环节。如肺失宣降，津液输布失司；脾失健运，水湿内生；肾之阴阳失调，水液蒸化失常；肝失疏泄，气郁津停；三焦水道不利，津液失布；膀胱气化失司等，均可导致水液代谢障碍，或湿聚，或寒凝，或气滞血瘀津停，或燥热虚火煎熬津液，而成痰饮。

3. 痰饮的致病特点

（1）阻滞气血运行 痰饮为有形的病理产物，可阻滞气机，影响脏腑气机的升降；也可流注经络，阻碍气血的运行。如痰饮停留于肺，使肺失宣肃，可出现胸闷、咳嗽、喘促等症；痰饮困阻中焦脾胃，则可见脘腹胀满、恶心呕吐、大便溏泄等。痰饮若流注经络，易使经络阻滞，气血运行不畅，出现肢体麻木，屈伸不利，甚至半身不遂等。若结聚于局部，则形成痰核瘰疬，或阴疽流注等。

（2）易蒙窍扰神 痰饮为浊物实邪，每易蒙蔽清窍，扰乱神明，如痰迷心窍，则可见神昏，痴呆，癫痫等；痰火扰心，则发为癫狂等病证。

（3）致病广泛，变幻多端 人体津随气行，痰饮也可随处而生。内而五脏六腑，外而四肢百骸、肌肤腠理，无处不到，可引发多种疾病。因其致病广泛，病证繁多，症状复杂，故有"百病多由痰作祟"之说。

病变部位的广泛性：如饮逆于上，可见眩晕；水注于下，则见足肿；湿在肌表，可见身重；饮在肠间，则肠鸣沥沥有声；饮在胸胁，则胸胁胀满，咳唾引痛；饮在胸膈，则胸闷、咳喘，不能平卧；饮溢肌肤，则见肌肤水肿、无汗，身体疼重；痰气凝结咽喉，则可出现咽中梗阻，吞之不下，吐之不出之症。

病情变化的复杂性：痰饮具有胶着黏滞秽浊之性，易兼夹他邪为患。其病变可伤阳化寒，或郁而化火；可夹风、夹热，或化燥伤阴。临床上痰瘀、风痰、寒痰、湿痰、燥痰、热痰、火痰、气痰、食痰、酒痰等常相兼为患。其为病具有变幻多端、病证错综复杂的特点，故又有"怪病多痰"的说法。

（4）病势缠绵，病程较长　痰饮均具有重浊黏滞的特性。因而致病均表现为病势缠绵，病程较长。临床上常见由痰饮所致的咳喘、眩晕、胸痹、癫痫、中风、痰核、瘰疬、瘿瘤、流注、阴疽等，多反复发作，缠绵难愈，其舌苔滑腻，也较为难消，故有"久病多痰"之说。

（二）瘀血

1.瘀血的概念　瘀血是指体内有血液停滞，包括体内瘀积的离经之血，以及血运不畅，停滞于经脉或脏腑组织内的血液。又称恶血、败血、衃血、蓄血等。

2.瘀血的形成　外感六淫、疫疬，内伤七情、饮食、劳逸，痰饮、结石、各种外伤、疾病失治误治等，是形成瘀血的初始病因。其作用于人体后，一是导致气虚、气滞、血寒、血热等，使血行不畅而凝滞成瘀；二是导致血离经脉，不能及时消散或排出，积存体内而形成瘀血。

（1）气虚致瘀　气能行血、摄血，气为血帅，气虚推动无力则血行迟滞形成瘀血。气虚固摄无权则血逸脉外，而致瘀血。

（2）气滞致瘀　气行则血行，气滞则血滞。情志郁结，痰饮壅塞，结石梗阻等导致气滞则血液运行不畅，形成瘀血。

（3）血寒致瘀　血得温则行，得寒则凝。感受外寒，或阳虚内寒，血脉失于温运推动，则凝滞收引而成瘀。

（4）血热致瘀　外感火热之邪，或体内阳盛化火，入舍于血，煎熬津液则血液黏稠，血行不利；或热灼脉络，迫血妄行，血溢脉外，积而成瘀。

（5）外伤致瘀　各种外伤，如跌仆损伤、金刃所伤、手术创伤，或负重过度努伤等，以及妇女经行不畅、流产等，如果所出之血未能排出体外或及时消散，留积于体内则成瘀血。

此外，中医学中尚有"久病多瘀""久病入络"的说法。

3.瘀血的致病特点

（1）易于阻滞气机　血为气之母，瘀血既成，则会影响气机运行，导致血瘀气滞，症见局部青紫肿胀、疼痛等。

（2）影响血液运行　瘀血形成之后，不仅失去正常血液的濡养作用，而且会影响全身或局部血液的运行，而见口舌青紫、皮肤瘀斑等症状。

（3）影响新血生成 瘀血形成之后，还可影响正常血液的生成，产生"瘀血不去，新血不生"之证，如出现肌肤甲错、毛发不荣等症。

（4）病位固定，病证繁多 如瘀阻于心，可见心悸、胸闷心痛，口唇指甲青紫；瘀阻于肝，可见胁痛痞块；瘀阻胞宫可见少腹疼痛，月经不调，痛经，闭经，经色紫黯成块等。

4. 瘀血的病证特点

（1）疼痛 多为刺痛，固定不移，拒按，夜间痛甚。

（2）肿块 固定不移，肌表色青紫肿胀，或体内癥积，硬肿压痛。

（3）出血 血色紫黯，或夹有瘀块。

（4）发绀 面色紫黯，唇爪青紫，或见肌肤甲错。

（4）舌脉异常 舌质紫黯，或有瘀点瘀斑，或舌下静脉曲张；脉象细涩，或结代。

此外，如面色黧黑，皮肤紫斑，及其某些精神症状，如善忘、狂躁、昏迷等亦较多见。

（三）结石

1. 结石的概念 结石是指因体内湿热浊邪蕴结不散，或久经煎熬形成的砂石样病理产物。

2. 结石的形成

（1）饮食失宜 嗜食肥甘厚味，或嗜酒太过，蕴生湿热，日久可形成肝胆结石；湿热下注，可形成肾或膀胱结石。若空腹食柿较多，可蕴结而为胃石。此外，某些地域的水质因素，也是促使结石形成的原因。

（2）情志内伤 情志失调，肝失疏泄，胆汁郁结，气滞湿阻久而化热，郁蒸煎熬可形成结石。

（3）服药不当 长期过量服用某些药物，如碱性药物，磺胺类药物，钙、镁、铋类药物等，可酿成肾结石、胃结石等。

（4）寄生虫感染 虫体或虫卵往往成为结石的核心，如蛔虫是引起胆结石的主要原因。

此外，外感六淫之邪，过度安逸等，均可导致气机不利，湿热内生，成为形成结石的原因。

3. 结石的致病特点 气机不畅为各种结石的基本病机，疼痛是各种结石的共同症状。

（1）多发于肝、胆、肾、膀胱等脏腑 结石为病，以肝胆结石、肾膀胱结石最为常见。

（2）病程较长，轻重不一 结石较小，病情较轻，甚至无任何症状；结石过大，则病情较重，症状明显，疼痛剧烈。

（3）阻滞气机，损伤脉络　结石停滞可影响气血津液运行，引起局部胀痛、水液停聚等。重者，结石嵌滞于狭窄部位，如胆道或输尿管中，常出现剧烈绞痛；结石嵌滞局部，损伤脉络，可引起出血，如肾结石、膀胱结石可致尿血等。

致病因素除了上述所论外感病因、内伤病因、病理产物性病因之外，还有其他病因，主要包括外伤、诸虫、毒邪、医过等。

第二节　病机学说

病机，即疾病发生发展变化的机理。病机学说，是研究疾病发生发展变化机理并揭示其规律的理论。

病机是对疾病本质的概括，是临床治疗的前提和依据，素为历代医家所重视。《黄帝内经》是病机理论的起源，明确提出了邪正盛衰病机和阴阳失调病机。如《素问·通评虚实论》指出："邪气盛则实，精气夺则虚。"《素问·阴阳应象大论》提出"阴胜则阳病，阳胜则阴病，阳胜则热，阴胜则寒"等。此外，《黄帝内经》还论述了脏腑病机、六气病机、气血病机等，为病机学说的发展奠定了基础。

疾病种类繁多，病情错综复杂，但基本病机不外邪正盛衰、阴阳失调和气血津液失常。由于阴阳失调、气血津液失常病机内容在相关章节已述及，因此，本章节重点讨论邪正盛衰病机。"内生五邪"虽然是在上述病理基础上产生，但因有着特殊的临床意义，故单独列出，一并介绍。

一、邪正盛衰

邪正盛衰，是指在疾病过程中，邪正斗争所导致的盛衰变化。这种变化不仅关系着疾病的发生、发展和转归，而且也决定了病证的虚实性质及其变化。

（一）邪正盛衰与发病

发病，是指疾病的发生，即邪气侵袭人体导致疾病发生的过程。发病是正邪相搏的结果，其基本原理，可归结为三个方面。

1. 正气不足是发病的内在因素　正气，是人体正常的生理功能，以及抗邪、康复和适应环境的能力。正气的充盛，取决于气血津液等物质的充足，脏腑形质的完整，功能活动的正常及协调。

正气不足是发病的内在根据，故《素问·评热病论》说："邪之所凑，其气必虚。"正气在发病中的主导作用体现于：

（1）正虚感邪而发病　正气不足，抗邪无力，外邪易乘虚侵入而发病。正气不足，适应和调节能力低下，易因情志刺激而发病。

（2）正虚生邪而发病　正气不足，脏腑经络功能紊乱，气血津液代谢失常，可产生"内生五邪"或病理产物而发病。

（3）正气强弱可决定发病的证候性质　邪气侵入，若正气充足，奋起抗邪，邪正相搏剧烈，多表现为实证；若正气不足，多表现为虚证或虚实错杂证。

2. 邪气是发病的重要条件　邪气，泛指各种致病因素。邪气侵犯人体，可导致生理功能失常，造成脏腑组织的形质损害，甚或改变体质类型。邪气在发病中的作用主要体现于：

（1）邪气影响发病的特点与证候类型　如外感六淫致病，发病急，病程较短，初起多为表证；内伤七情致病，发病多缓慢，病程较长，初起即为里证。

（2）邪气影响病情和病位　一般而言，感邪轻者，病情亦轻；感邪重者，病情亦重。如六淫致病，病情相对较轻；疠气致病，病情相对较重。发病的部位也与邪气的种类和性质相关。如风性轻扬为阳邪，易袭阳位；湿性重浊趋下为阴邪，易袭阴位等。

（3）邪气在一定条件下起主导作用。如疠气、高温、外伤等，在邪气的致病力特别强大，而正气虽盛但也难以抗御的情况下，邪气对疾病的发生起着决定性作用。

3. 正邪相搏的胜负，决定发病与否

（1）正胜邪负则不发病　正气强盛，抗邪有力，邪气难以侵害致病；或邪气虽有侵入，但正气奋力抗邪，能够祛除邪气，亦不发病。

（2）邪胜正负则发病　正气虚弱，抗邪无力，邪气乘虚入侵而发病；或正气处于常态，但邪气过强，正气相对不足，不能敌邪而发病。

（二）邪正盛衰与虚实变化

1. 虚实病机

（1）实的病机　实指邪气盛，是以邪气亢盛为矛盾主要方面的病理状态。《素问·通评虚实论》说："邪气盛则实。"实证多由外邪侵袭，或痰饮、食积、瘀血等滞留体内所致，多见于外感病的初中期，或病理产物积聚的内伤病证。

实的病机特点是邪气亢盛，正气未衰。由于正邪两者均较强盛，相搏斗争激烈，临床出现一系列病理反应剧烈、有余的证候。常见壮热狂躁、声高气粗、痰涎壅盛、腹痛拒按、二便不通、脉实有力、舌苔厚腻等表现。

（2）虚的病机　虚指正气不足，是以正气虚损为矛盾主要方面的病理状态。《素问·通评虚实论》说："精气夺则虚。"虚证多由先天禀赋不足，或久病重病损伤正气引起，多见于疾病后期及体质虚弱者。

虚的病机特点是正气亏虚，邪气已退或不明显，故斗争不剧烈的病理反应，临床出现一系列以虚弱、衰退、不足为特点的证候。常见神疲体倦、面色无华、自汗盗汗、声低气微，或五心烦热，或畏寒肢冷，脉虚无力等表现。

2. 虚实变化　邪正斗争，不仅可以产生单纯的虚或实病机，随着邪正双方力量的消长盛衰，还会出现虚和实之间的多种变化。包括虚实错杂、虚实真假和虚实转化。

（1）虚实错杂　指正虚与邪实交错并存的病理状态，包括虚中夹实和实中夹虚。虚中夹实，指以正虚为主，兼有实邪结滞的病理状态。如脾虚湿滞证，由于脾虚运化无权，致水湿停滞。既有脾气虚弱的神疲肢倦、食欲不振、食后腹胀、大便不实等症状，又兼见湿滞的胸脘痞满、舌苔厚腻等表现。

实中夹虚，指以邪实为主，兼有正气虚损的病理状态。如外感热病，邪热炽盛，消灼津液，而形成实热兼津亏证。既有壮热面赤、心烦声粗、苔黄脉数等实热见症，又兼有口渴引饮、舌燥少津等阴津不足之症。

（2）虚实真假　指疾病的表现与其病机本质不符，出现真实假虚和真虚假实的病机变化。

真实假虚，是由于实邪结聚体内，阻滞经络，气血不能外达所致，即所谓"大实有羸状"。如热结肠胃，反见下利清水之"热结旁流"证。

真虚假实，是由于正气虚弱，脏腑运化无力，而见假实之象，即所谓"至虚有盛候"。如年老或大病久病，因气虚推动无力而致便秘。

（3）虚实转化　在疾病发展过程中，可出现由实转虚和因虚致实的病机变化。

由实转虚，主要在于邪气过盛，或因失治、误治等原因，致使病程迁延，虽邪气渐去，而正气已伤。

因虚致实，指以正气虚为主的虚性病变，转变为邪气盛突出的病变过程。其机理，多由于脏腑功能减退，而病理产物停聚；或正虚，外邪侵入，虚实并存，邪盛突出。因虚致实的病变，正虚仍然存在，此时实性病机占突出地位。

（三）邪正盛衰与疾病转归

邪正斗争发生的消长盛衰变化，对疾病发展的趋势与转归起着决定性作用。

1. 正胜邪退　指在疾病过程中，正气渐趋强盛，而邪气渐趋衰减，促使疾病向好转和痊愈方向发展。

2. 邪胜正衰　指在疾病过程中，邪气亢盛，正气虚弱，抗邪无力，促使疾病向恶化、危重，甚至死亡方面发展转归。

3. 邪正相持　指在疾病过程中，正气不甚虚弱，而邪气亦不亢盛，双方势均力敌，相持不下，从而使疾病处于迁延状态。或者正气大虚，余邪未尽，正虚邪恋，疾病处于缠绵难愈的病理过程。多见于疾病后期，或由急性转为慢性，或遗留某些后遗症。

二、内生五邪

内生五邪，是指在疾病过程中，由于脏腑功能失常而导致化风、化寒、化湿、化燥、化火的病机变化。由于病起于内，且临床表现与风、寒、湿、燥、火外邪致病类似，故分别称为"内风""内寒""内湿""内燥""内火"，统称为内生五邪。

（一）内风

内风，又称"风气内动"，是指体内阳气亢逆而致风动之征的病机变化。因与肝关系密切，故又称"肝风"。《素问·至真要大论》说："诸风掉眩，皆属于肝。"其病机主要包括以下几种情况。

1. 肝阳化风 多由情志所伤，肝气郁滞化火；或年老、操劳过度，肝肾阴虚，阳亢无制而化风。常见筋惕肉瞤、肢体震颤、眩晕欲仆，甚或猝然厥仆、口眼㖞斜、半身不遂等。

2. 热极生风 多因外感温热病邪，热势炽盛，煎灼津血，累及筋脉失养所致。多见于热性病的极期，临床在高热不退的基础上，出现痉厥、抽搐、鼻翼扇动、目睛上吊等表现。

3. 血虚生风 多由生血不足或失血过多，或久病耗伤，或年老精亏血少等原因，导致筋脉失养，血不荣络。临床在血虚的基础上，可见肢体麻木、筋肉跳动、甚则手足拘挛等症。

4. 血燥生风 多由久病耗血，或年老精亏血少，或生血不足等原因，导致血少津枯，局部或全身肌肤失润化燥，经脉气血失于和调而生风。临床在营血亏虚的基础上，出现皮肤干燥，或肌肤甲错，皮肤瘙痒落屑等症。

5. 阴虚风动 多由热病后期，阴精亏损；或久病耗伤，阴液大亏，筋脉失养所致。临床可见筋挛肉瞤、手足蠕动等动风症状，并见潮热盗汗、舌光少津等阴虚内热症状。

（二）内寒

内寒，又称"寒从中生"，是指脏腑阳气虚衰，温煦气化功能减退，而使阴寒内生的病机变化。内寒的产生，多因先天禀赋不足，阳气素虚，或久病伤阳，或外感寒邪，过食生冷，损伤阳气所致。以脾肾阳虚为主，肾阳虚衰尤为关键，故《素问·至真要大论》说："诸寒收引，皆属于肾。"临床可因阳虚温煦失职，虚寒内生，而见面色苍白，形寒肢冷，或肢节痹痛等；亦可因气化功能减退，病理产物停聚，而见涕唾痰涎稀薄清冷，小便清长，大便溏泄，或肌肤水肿等。

（三）内湿

内湿，又称"湿浊内生"，是指脏腑功能异常，水液代谢失调而致水湿痰浊停聚的病机变化。多因过食肥甘，嗜烟好酒，恣食生冷，或喜静少动，素体肥胖，情志抑郁所致。与脾关系密切，故《素问·至真要大论》说："诸湿肿满，皆属于脾。"临床表现虽因湿浊留滞部位的不同而异，但仍以湿阻中焦脾胃为多，如常见腹胀、脘痞、呕恶、便溏、苔腻等症。

（四）内燥

内燥，又称"津伤化燥"，是指体内津液耗伤而干燥少津的病机变化。多因热盛伤津，或汗、吐、下太过，或久病伤阴耗液，或亡血失精导致阴亏津少所致。内燥以肺、胃、大肠病变为多。临床常见口咽干燥，肌肤干燥，甚则皲裂等症。若以肺燥为主，兼见干咳无痰、甚或咯血；以胃燥为主，可见胃中嘈杂，纳呆食少，舌光红无苔；若系肠燥，则兼见便秘等症。

（五）内火

内火，又称"火热内生"，是指脏腑阴阳失调，而致火热内生的病理变化。

1. 阳盛化火　阳气过盛，功能亢奋，物质消耗增加，热量过剩，火热由此而生，即所谓"气有余便是火"。

2. 邪郁化火　外感六淫病邪，可郁而从阳化热化火，如寒郁化热、湿郁化火等。另外，体内的病理产物等有形实邪，亦可导致人体气机郁滞，而生热化火。

3. 五志化火　情志过激，影响脏腑气机，导致气机郁结或亢逆。气郁日久则可化热化火。如悲哀气郁，可生肺火；大怒气逆，可致肝火等。

4. 阴虚火旺　多因津液亏虚，阴气大伤，阴虚阳亢，则虚热或虚火内生。一般而言，阴虚内热多见全身性的虚热征象，如潮热、五心烦热等；而阴虚火旺，火热征象多见于局部，如虚火上炎所致的牙痛、齿衄、咽痛、颧红等。

总之，火热内生有虚实之分。阳盛化火、邪郁化火、五志化火多属实火；阴虚火旺则属虚火。其具体病理机制和临床表现还要结合脏腑功能特点加以分析。

第五章　中医学诊断观

中医学诊断观是根据中医学基础理论，研究诊察病情、判断病种、辨别证候的基本理论与基本技能。它是中医学各专业的一门专业基础，是中医基础理论与临床各科之间的桥梁。中医诊断学由四诊、辨证、辨病和病案书写四大部分组成。其中，四诊和辨证为重点，辨病的内容主要见于临床各科，而病案书写则需要临床实习才能掌握，本课程只介绍四诊和辨证内容。

四诊是临床用以检查患者，收集病情资料的基本方法，包括望诊、闻诊、问诊、切诊四种诊察手段，简称为四诊。望诊是指运用医生的视觉，观察患者的神、色、形、态，身体局部及分泌物、排泄物的外观变化，从而获得病情资料的方法。望诊中又以全身望诊和舌诊最重要，因为它们与人体的精气神和脏腑功能活动密切相关。闻诊是指通过医生的听觉及嗅觉，辨别患者的语言、呼吸、咳嗽等声音，身体及其排泄物、分泌物的气味，从而获得病情资料的方法。问诊是医生对患者或陪诊者进行有目的地询问，了解患者的现在症状、疾病发生的可能原因、病程经过、诊疗经过，以及患者的过去病史、生活习惯、外在环境等，为诊断疾病搜集相关资料。切诊是指医生用手切脉和触按患者身体有关部位，以获取患者的脉象及其他有关体征的方法。望、闻、问、切四诊从不同的侧面了解病情，它们相互补充而不能彼此取代，必须结合应用，才能正确地诊断疾病。

辨证是诊断疾病过程的核心，是在中医学基本理论指导下，将四诊所得资料进行分析归纳，找出其病因、病位、病性、病势，最后判断为某种性质证的思维过程。在长期临床实践中，历代医家创造了许多辨证方法，如八纲辨证、病因辨证、气血津液辨证、脏腑辨证、六经辨证、卫气营血辨证、三焦辨证、经络辨证等。这些辨证方法从不同角度总结了各种疾病证候演变的规律，各有侧重和特点，又相互联系和补充。

中医学认为，人体是一个有机的统一整体，事物之间存在着因果和其他的相互作用及联系。因此，必须用普遍联系的、整体动态的观点来指导临床诊断，才能获得对疾病本质的认识，中医认识疾病时，常遵循以下三条原理。

一是司外揣内。又称"从外知内"或"以表知里"，即通过观察、分析患者的外部表现，测知其体内的病理变化，正如《灵枢·本脏》所说："视其外应，以知其内脏，则知所病矣。"中医学认为，患者的各种外部表现均属疾病的现象，体内脏腑气血失调的病机则概括了疾病的本质，而事物的现象与其本质之间存在着对立而统一的辩证关系，即本质通过现象表现出来，而现象是由本质决定的。临床上，望面色、听声音、问二便、切脉象、触肌肤等，均属"司外"；而对上述临床表现进行辩证思维，以审查病机，识别证候，便是"揣内"。

二是见微知著。是观察局部的、微小的变化，可以测知整体的、全身的病变。因为人体是一个不可分割的有机整体，其任何一部分都与整体或其他部分密切联系，因而局部可反映整体的生理、病理信息。例如，舌是人体的一部分，然而舌为心之苗，又为脾胃之外候，舌与其他脏腑以及经络有着密切联系。因此，舌的局部变化可以反映脏腑气血的整体状况，这正是中医注重舌诊，把望舌作为诊断疾病必不可少的临床资料的原因所在。

三是以常达变。是以正常状况为标准，发现太过或不及的异常变化。这一原理用于中医诊断，意味着以健康人体的表现或状态去衡量患者，就可发现患者的异常之处及病变所在，从而为做出正确的诊断提供线索和依据。

中医诊断疾病，是在中医基础理论指导下，依据直观诊察和逻辑思维去辨识病证的过程。临床上疾病表现错综复杂、千变万化，为了正确诊断疾病，中医特别强调用以下法则指导诊断的思维过程。

一是整体审察。是指诊断疾病时，重视患者整体的病理联系，同时，还要将患者与其所处环境结合起来综合地判断病情。因此，整体审察可视为整体观念在中医诊断学中的集中体现。在生理上，人体是一个有机联系、相互作用的整体；在病理上，五脏六腑则按一定规律相互传变、相互影响。从整体观念出发，任何局部病变都可以看作是局部和整体的辩证统一。人是自然界长期演变过程的产物，人体从组织结构到功能活动，都必须适应自然环境的变化，其生命过程随时受到自然界的影响，形成了体内外环境维持阴阳动态平衡的各种周期性调节机制，所以在诊断疾病时必须重视环境对人体病变的影响。

二是四诊合参。是指医者临证时必须将望、闻、问、切四诊收集的病情资料，综合判断，参照互证，以全面、准确地做出诊断。四诊是获取病情资料的四种途径和方法，它们各自从一个侧面对患者的病情进行了解、诊察，具有特定的局限性。因此，它们能够互相补充而不能彼此取代。只有全面地应用四诊，系统地收集诊断所需要的各方面资料和信息，为辨证提供尽可能完整的依据，才能保证诊断结论的正确。四诊合参是正确诊断的需要。要认识疾病的本质，就必须对四诊获得的感性材料，进行反复的思考，由此及彼，由表及里，去伪存真，分析综合，判断推理，准确辨证。

三是辨证求本。是在中医理论的指导下，通过对四诊收集到的症状、体征、病史，以及其他临床资料进行辨别、分析、综合、判断、归纳，以探求对疾病本质及其规律性的认识。"本"者根源、实质之意，"求本"之"本"是个综合的病理概念，不仅涉及病因，而且包括病邪、病位、病性及病势等与疾病现阶段本质相关的一切病理要素，即病机。《素问·阴阳应象大论》指出："治病必求于本。"此处疾病之"本"指阴阳失调之类的病机。

四是病证结合。病与证是疾病诊断的两个不同的侧重点，辨病是探求病变全过程总的发展规律，认识贯穿疾病始终的基本矛盾；而辨证则是识别疾病进程中某一阶段的病理概括（疾病的位置、性质等），抓住当前疾病的主要矛盾。中医历来既强调辨证，也不忽视辨病，只有将辨证与辨病结合起来，才有助于揭示疾病的本质。中医学有"异病同治"和"同病异治"的说法，异病之所以同治是因为出现了相同的证，同病之所以异治是因为出现了不同的证。所以，在一般情况下，中医诊断仍是以辨证为主，结合辨病，这也是辨证论治成为中医学基本特征的原因所在。

中医诊断学是一门理论性、实践性很强的学科，是中医基础理论、基本知识和基本技能的具体运用，既有理论知识，又有实际操作，还要具有诊断的辨证思维。因此，必须培养正确的学习方法。基本要求如下：

第一要熟练掌握中医学的基础理论。只有对人体的正常生理状态了如指掌，才能知常达变地把握疾病状态下的种种病机和证候。所以，学习中医诊断学的基础理论、基本知识，必须同复习、运用所学的中医基础理论结合起来，才能深入理解和牢固掌握中医诊断学的内容。

第二要加强临床实践，重视能力培养。前人讲"熟读王叔和，不如临证多"，说明医学理论必须与临床实践相结合。诊断的方法与技巧，只有在临床实践中，在长期操作过程中仔细揣摩，反复体会，才会逐渐掌握和不断提高，除此别无捷径可走。主动、积极地参与临床实践，感性和理性的交替升华，是学好中医诊断学这门知识课和技能课的必由之路。

第三要学会中医的临床辨证思维方法。中医学扎根于临床，深深地打上了中国古代文化、哲学和辨证思维的烙印。中医的临床诊断过程，特别是辨证阶段，需要运用司外揣内、见微知著、以常达变、整体审察、四诊合参等原理和法则，而这些都是古代医家把当时的辨证思维方法用于中医诊断实践中所逐渐形成的。因此，要提高临床诊断水平，不仅要有渊博的医学知识，还要有科学的辨证的思维方法。历代名医医案中，尤其在对疑难、危重病证的诊断过程中，蕴含着丰富的辨证思维技巧及灵活运用经验，值得学习者很好地继承和借鉴。

第一节 望 诊

望诊是医生运用视觉，对人体神、色、形、态、五官、舌象等进行有目的地观察，以了解健康状况，测知病情的方法。望诊的主要内容有整体望诊、局部望诊和舌诊。

一、整体望诊

（一）望神

神的概念有广义狭义之分，广义之神总括人体生命活动的外在表现，狭义之神是指人体的精神意识思维活动。神与精气形有密切的关系，所谓有形才有神，形健则神旺，形衰则神疲。神源于先天之精（精能生神），滋于后天之精（神能御精）。而且气能生神，气足则神旺，气衰则神疲；神能御气，神旺则气机活动正常。神以形为基础，以精为根本，以气为动力，精气神三宝俱赋于形。

望神有重要的临床意义，神的盛衰往往是形体健康与否的重要标志，精充气足神旺说明健康、体健；精亏气虚神耗说明衰老、有病。因此，望神可以了解精气的盛衰、病情的轻重、疾病的预后。《灵枢·天年》："失神者死，得神者生也。"《素问·移精变气论》："得神者昌，失神者亡。"

神是一身之主宰，其表现是多方面的。如目光、面色、表情、体态、感觉、言谈、声息等。望神的重点在于目光、表情、动态。尤其是望目为望神的重点。目为心神之外候，所谓"神藏于心，外候在目"。人的精神活动往往无意中流露于目光，所谓"眼能传神"，《灵枢·大惑论》云："目者，心之使也。""心者，神之舍也。"五脏六腑之精气皆通过经脉而上注于目。目系通于脑（目系为联结眼球与脑的脉络）。

1. 得神 得神即有神，为精气充足、神旺的表现。包括神志清楚，语言清晰，面色荣润，表情自然，呼吸平稳，大肉未削，目光明亮，精彩内含，反应灵敏，动作灵活，体态自如。心主神，言为心声，心华在面，心的精气充足则神志清楚，语言清晰，面色荣润，表情自然；肺司呼吸，脾主肌肉，脾肺精气充足则呼吸平稳，大肉未削。肝开窍于目，目得主能视，肝主筋，肾主技巧，肾髓通于脑，肝肾精气充足则目光明亮，精彩内含，反应灵敏，动作灵活，体态自如。

得神的临床意义：精气充足，体健无病；虽病而精气未衰，病轻易治，预后尚好。

2. 失神 失神即无神，为精损、气亏、神衰的表现。主要表现有：神昏谵语，言语失伦，面色晦暗，表情淡漠呆板，目睛昏暗，目光呆滞，反应迟钝，体态异常，呼吸异常，大肉已脱等。神昏谵语，言语失伦，面色晦暗，表情淡漠呆板为心的精气衰败；目睛昏暗，目光呆滞，反应迟钝，体态异常为肝肾精气俱衰；呼吸异常，大肉已脱为脾肺精气衰竭；如出现循衣摸床，撮空理线，神昏谵语为邪陷心包，阴阳离决之危候。

失神的临床意义：正气已伤，脏腑功能衰败；病重、预后不好。

3. 少神　少神为轻度失神表现，介于有神与无神之间。常出现在慢性虚损性疾病中。少神的主要表现有：精神不振，健忘嗜睡，声低懒言，倦怠乏力，动作迟缓等。心脾两虚，正气不足，故精神不振，健忘嗜睡，声低懒言；肾阳不足，神气不旺，故倦怠乏力，动作迟缓。

少神的临床意义：正气不足，精气轻度损伤，常见于各类虚证中。

4. 假神　假神是患者垂危时出现的精神暂时好转的虚假表现。假神的主要表现有：久病、重病之人，本已失神，突然精神转佳，目光转亮，想见亲人；本语言低微断续，忽而语言清亮，言语不休；本面色晦暗，突然颧赤如妆；本毫无食欲，突然食欲增强。

假神的临床意义：精气衰竭已极，阴不敛阳、阳浮于外，阴阳离决的危候，多为临终前预兆。古人比喻为"回光返照""残灯复明"。

5. 神志错乱　神志错乱，简称神乱。包括烦躁、神昏、谵妄、癫、狂、痫等。

烦躁指心中烦热或烦乱不安，手足乱掷乱扔，躁扰不宁。谵妄指神志不清，胡言乱语，精神恐惧或异常兴奋，躁动不安，幻觉、错觉。神昏指神识昏乱，不省人事，时间较长，不能迅速复苏，甚则对外界刺激毫无反应。多因邪热客于心肺或入肾，多属热证，见于高热诸疾及流脑等疾病。

癫为精神痴呆，淡漠寡言，闷闷不乐，喃喃自语，哭笑无常。多因痰气郁结，阻闭神明，或心脾两虚，神不守舍。属阴证，可见抑郁型精神病（文痴）。

狂指狂躁不安，打人毁物，疯狂怒骂，不避亲疏，登高而歌，弃衣而走，少卧不饥，妄行不休，自高贤自尊贵的病证。多因气郁化火，痰火扰心，或邪热扰乱神明，或蓄血瘀阻蒙蔽神明。属阳证，见于狂躁型精神病（武痴）。

痫指突然昏倒，不省人事，口吐涎沫，四肢抽搐，醒后如常的病证。多因肝风夹痰，上蒙清窍；或痰火扰心，肝风内动。见于癫痫。

（二）望色

望色包括望面色和肤色，目前主要是望面色，即医生观察患者面部颜色与光泽。颜色指色调变化（赤、青、黄、白、黑），光泽即明度变化，荣润枯槁，有华无华。面部色泽乃脏腑气血之外候。因此，望面色可了解脏腑气血盛衰，面色红润光泽说明精充气足神旺，面色晦暗无泽说明精亏气衰神疲，可判别病情轻重。面色红润光泽则病轻，满面通红伴谵语神昏则病重，可知道疾病顺逆。面色苍白伴肢冷大汗则病重，肝病青、脾病黄为顺；肝病黄、脾病青为逆，可推断疾病预后。面色由红润转萎黄转苍黄为恶化。可分辨邪气性质：红属热；白属寒；

黄属湿。还可明确疾病部位，如五脏应五色。

1. 常色　常色即正常的面色，分主色与客色。

（1）主色：面色、肤色一生不变的，即为主色，也称正色。

（2）客色：面色、肤色因生活条件变动而相应变化称客色。

2. 病色

（1）五色善恶顺逆　分青、赤、黄、白、黑五色。所谓善色，即五色光明润泽；所谓恶色即五色晦暗枯槁。可用来推断预后，由善色转恶则病情加重；由恶色转善则病有转机，或好转或向愈。

（2）五色主病

1）青色　五行属木，在脏属肝，主病：主寒证、痛证、瘀血、惊风。病机：血脉不畅。或寒凝气滞，或痛则不通，或瘀血内阻，或经脉拘急，脉络血行瘀阻。

2）赤色　五行属火，在脏属心，主病：热证或戴阳证。病机：血脉充盈。满面通红者，属实热证；午后两颧潮红者，属虚热证；久病、重病之人，面色苍白，时而颧赤如妆、游移不定者，属戴阳证。

3）黄色　五行属土，在脏属脾，主病：虚证、湿证。病机：脾虚湿蕴。面色萎黄，多属脾胃气虚；面黄虚浮，多属脾虚湿蕴；面目一身俱黄，为黄疸。其中面黄鲜明如橘子皮色者，属阳黄；面黄晦暗如烟熏色者，属阴黄。

4）白色　五行属金，在脏属肺，主病：主虚证、寒证、失血证。病机：气血不荣。面色淡白无华，多属血虚证或失血证。面色㿠白者，多属阳虚证。面色苍白，多属阳气暴脱，或阴寒内盛。

5）黑色　五行属水，在脏属肾，主病：肾虚、寒证、瘀血、水饮。病机：阴寒水盛，血行不畅。面黑暗淡，多属肾阳虚证。面黑焦干，多属肾阴虚证。目眶发黑，多属肾虚水饮、寒湿带下。面色黧黑，肌肤甲错，多属血瘀日久。

（三）望形态

望形态是通过观察患者形体的强弱胖瘦及异常的动静姿态，来测知病变的一种诊法。又分为望形体和望姿态。

1. 望形体

（1）体强　骨骼粗大，胸廓宽厚，肌肉充实，肌肤润泽。是内脏坚实，气血旺盛，身体强壮表现，表明抗病力强，预后好。

（2）体弱　骨骼细小，胸廓狭窄，肌肉瘦削，皮肤枯燥。为内脏脆弱，气血不足，身体瘦弱的表现，表明抗病力弱，预后差。

（3）体胖　肥胖，肤白无华，精神不振，乏力气短，大腹便便。因多食少动形成，表明多湿多痰（肥人多痰）。

（4）体瘦　消瘦，胸廓狭窄，面色苍黄，皮肤干焦。因久病耗伤，情志郁结形成，表明阴血不足，内有虚火（瘦人多火）。

（5）大骨枯槁，大肉陷下　骨瘦如柴，眼窝深陷，卧床不起，动转艰难，表明久病重病，脏腑精气衰竭，预后不良。

（6）鸡胸龟背　或先天禀赋不足，肾之精气亏损；或后天脾胃虚弱。

（7）桶状胸　多为肾不纳气（肺肾气虚）之征。

（8）扁平胸　多为肺肾阴虚，或气阴两虚之征。

（9）单腹肿大，四肢反瘦　为臌胀，表明肝郁脾虚，气滞水停血瘀。

（10）腹肿胀　多为积水、胀气、肿块，表明病气有余。

（11）腹消减（舟状腹）　多为形气不足，属虚证。

（12）头背腰膝骨　可以了解脏腑病变的程度和预后。头为诸阳之会，精明之府；脑为髓海，髓为肾精所生。观察头部外形、动态可了解精气盛衰及肾的功能。背为胸中脏器所居之处（心肺），如背弯肩垂为胸中脏器衰惫之象。腰为肾所居之处，如腰酸软疼痛，不能转动为肾脏衰惫。膝为筋腱汇聚之处，如膝屈伸不利，行则俯身则筋将衰惫。骨为藏髓之处，如不能久立，行则振摇不稳，为髓不养骨，骨将衰惫之象。

2. 望姿态　望姿态主要观察患者动静、姿态的情况。

（1）痉病　四肢抽搐或拘挛，项背强直，角弓反张。

（2）痿证　手足软弱无力，行动不灵而不痛。

（3）痹证　关节肿痛、肢体动作困难。

（4）厥证　卒然昏倒、呼吸自续。

（5）中暑　盛夏卒倒、面赤、汗出。

（6）中风　中经络则口眼㖞斜；中腑则口眼㖞斜，半身不遂；中脏则口眼㖞斜，半身不遂，昏迷。

（7）痛证　腹痛则手护腹，行动前倾；腰腿痛则手护腰，弯腰曲背，转动艰难；真心痛则手护心，行走突然停步不敢行动；头痛则蹙额捧头，腑不欲仰。

（8）体位　卧面向里，头身屈团，重衣复被，多属阴证、寒证、虚证。卧面向外，仰面舒足，揭去衣被，多属阳证、热证、实证。坐而喜俯，多属肺虚少气；坐而喜仰，多属肺虚气逆；坐而欲起，多属水气痰饮；但坐不得卧，卧则气逆，多属咳喘气逆；但卧不得坐，坐则昏眩，多属气血虚、夺气、脱血；坐卧不安，多属烦躁证，腹满胀痛。

二、局部望诊

（一）望头颈五官

1. 望头面

（1）头形　小儿头颅均匀增大，颅缝开裂，智力低下者，多属先天不足，肾精亏损，水液停聚于脑所致；小儿头颅狭小，头顶尖圆，颅缝早合，智力低下

扫一扫看课件

者，多因肾精不足，颅骨发育不良所致；小儿前额左右突出，头顶平坦，颅呈方形者，称为方颅，亦是肾精不足或脾胃虚弱，颅骨发育不良的表现，见于佝偻病等患儿。

（2）囟门　囟门突起，称为囟填，多属实证，为火邪上攻或颅内水液停聚所致；囟门凹陷，称为囟陷，多属虚证，见于吐泻伤津、气血不足或先天精气亏虚等患儿。囟门迟闭，称为解颅，为肾气不足、发育不良的表现，多见于佝偻病患儿。

（3）头摇　患者头摇不能自主，多为肝风内动之兆，或年老气血虚衰所致。

（4）头发　头发黑密润泽，为肾气充盛、精血充足的表现；头发黄而干枯，稀疏易落，多属精血不足，可见于大病后和慢性虚损患者；青年白发，伴有肾虚症状者属肾虚，伴有失眠健忘症状者为劳神伤血所致；小儿头发干焦结穗，枯黄无泽，可见于疳积病。

（5）面肿　面部浮肿，多见于水肿。颜面先肿，发病迅速者，为阳水；下肢先肿，发病缓慢者，为阴水。

（6）腮肿　一侧或两侧腮部肿起，边缘不清，按之有柔韧感或压痛者，为痄腮。耳前发红肿起，伴有寒热、疼痛者，为发颐。

（7）面削颧耸　又称面脱，即面部肌肉消瘦，两颧高耸，眼窝、面颊凹陷，属气血虚衰，脏腑精气耗竭的重危疾病。

（8）口眼㖞斜　口眼㖞斜多为风邪中络，或肝阳上亢、风痰阻闭经络所致。

（9）特殊面容　狮面可见于麻风病，苦笑貌多见于新生儿破伤风，惊恐貌多见于小儿惊风、狂犬病。

2. 望颈项

（1）瘿瘤　颈前喉结处有肿块突起，或大或小，或单侧或双侧，随吞咽上下移动，称为瘿瘤，多因肝郁气结痰凝所致。

（2）瘰疬　颈侧颌下有肿块如豆，累累如串珠者，称为瘰疬。多由肺肾阴虚、虚火灼津、炼液为痰，结成痰核。小为瘰，大为疬。

（3）项强　即颈部拘紧或强硬，多为邪气实，可见外感寒邪或温病火邪上攻所致。

（4）项软　即颈项软弱，小儿为先天不足，肾精亏损，发育不良，多见于佝偻病等患儿。若久病重病颈项软弱，头垂不抬，为脏腑精气衰竭的重危之象。

（5）项脉动　多见于水肿，心阳虚衰，水气凌心的患者。

3. 望五官

（1）望目　目光精采灵活，视物清晰，有眵泪多属有神，虽病易治；目光呆滞、迟钝、暗浊，视物模糊，无眵泪多属无神，难治。

白睛色青为肝病，白睛色赤为心病或肺火上攻，白睛色黄为脾病或湿热内蕴，白睛色白为肺病，白睛色黑为肾病。目赤主热证，如全目赤肿为肝经风热，目眦赤为心火亢盛，目眦淡白属虚（气血不足），目清澈属寒。

目窠肿如卧蚕状为水肿，眼睑水肿多见于肾炎，老人肾虚多见下睑肿。目窠（眼窝）下陷为津液亏耗、精气已衰；眼睛突起为肺胀或瘿肿，单眼突出多属肿瘤等恶候。

横目斜视、直视、上视为病情危重，肝风内动；目睛微定为痰热内闭；小儿昏睡露睛为脾虚气血不足；眼睑下垂（双）为先天不足，脾肾双亏；眼睑下垂（单）为脾虚气弱，或外伤气血不和，脉络不通。眼皮跳为风热外感，或气血不足，或睡眠不好。

开目欲见人属阳证，闭目不欲见人为阴证，夜盲（雀盲）为血不足。瞳仁散大为精气衰竭，瞳仁缩小为肝胆火炽，或脑室出血，或中毒。

（2）望耳　注意色泽、形态、分泌物。耳为肾之窍，如耳论淡白多属于气血不足，耳轮红肿多属于肝胆湿热或热毒上攻，耳轮青黑多属于阴寒内盛或剧痛病患，耳轮干枯焦黑多属于肾精亏耗之重病患者。

（3）望鼻　注意鼻的外形、鼻的分泌物。鼻为肺之窍，如鼻端微黄明润为胃气未伤之轻证，鼻头晦暗枯槁为脾胃虚衰之重证，鼻头色青多为腹中寒痛、寒凝血瘀之证，鼻头色白多为气血亏虚之证，鼻头色赤多为肺脾蕴热之证。

（4）望唇齿咽喉　口唇淡白为气血两虚，口唇青紫为寒凝瘀血，口唇红赤为有热，口唇发绀为瘀血（缺氧）。口唇干枯皱裂为外感燥邪，热炽津伤；口角流涎为脾虚湿盛，胃中有热，虫积；口唇糜烂为脾胃热蒸；口㖞斜为中风；撮口或抽掣不停为脐风（新生儿破伤风）；口开不闭为中风脱证。望齿包括望牙齿和望牙龈。望咽喉主要观察咽喉的红肿疼痛、溃烂和伪膜等情况。

（二）望皮肤

1. 望水痘　小儿皮肤出现粉红色斑丘疹，很快变成椭圆形小水疱，顶满无脐，晶莹明亮，浆液稀薄，皮薄易破，大小不等，为水痘。多因外感湿热之邪所致。

2. 望斑疹　凡色深红或青紫，点大成片，平铺于皮肤，抚之不碍手，压之不褪色者为斑。色红紫似锦纹，身热烦躁者为阳斑；色青紫，隐隐稀少，面白肢凉者为阴斑。凡色红、点小如粟，或如花瓣，高出皮肤，抚之碍手，压之褪色者为疹。疹色桃红，形似麻粒，先见于发际颜面，渐及躯干四肢者为麻疹；疹色淡红，细小稀疏，皮肤瘙痒，症状轻微者为风疹；皮肤突然出现淡红或淡白色丘疹，形状不一，小似麻粒，大如花瓣，皮肤瘙痒，搔之融合成片，出没迅速者，为瘾疹。多因外感风邪或过敏所致。

3. 望白痦　皮肤出现白色小疱疹，晶莹如粟，高出皮肤，擦破流水，多发于颈胸部，四肢偶见，面部少见，身热不扬者为白痦，因感受湿热之邪所致。

（三）望小儿食指络脉

1. 方法　分风、气、命三关。食指的掌指横纹至第二节横纹之间为风关，第二节横纹至第三节横纹之间为气关，第三节横纹至指末端为命关。医者用左手拇指和食指握住小儿食指末端，以右手大拇指从命关向气关、风关直推数次，用力适中，使络脉显露，观察形色。

2. 临床意义　主要从浮沉、色泽、长短、形状观察。

（1）浮沉分表里　络脉浮而显露，表明病位较浅，多见于外感表证。

（2）色泽辨寒热　络脉鲜红多属外感表证；络脉紫红多属里热证；络脉青色多为疼痛或惊风所致；络脉紫黑多因血络郁闭，病多重危；络脉色淡多属脾虚或气血不足等虚证。

（3）淡滞定虚实　络脉浅淡而纤细，分支不显著者，多属虚证、寒证；络脉浓滞而增粗，分支显见者，多属实证、热证。

（4）三关测轻重　络脉仅显于风关，为邪浅病轻；络脉延伸至气关，为病情进展，邪深病重；络脉伸达至命关，为邪入脏腑，病情严重；若络脉透关射甲，则表明病情凶险，预后不良。

三、望舌

望舌，又称舌诊，是观察舌象以了解病情的诊察方法，是中医分部望诊审苗窍的重点内容，也最能体现中医诊断学特色。所谓舌象，是指舌质和舌苔的外部形象。

扫一扫看课件

舌上为舌背、舌面，舌下为舌底、舌腹。舌表面有黏膜层、薄而透明。黏膜层上有四种乳头：丝状乳头、菌状乳头、轮廓乳头、叶状乳头。舌通过经络、经筋，与脏腑密切相关。手少阴心经系于舌本，足太阴脾经连于舌本、散于舌下，足少阴肾经夹于舌本，足厥阴肝经络于舌本，足太阳之筋结于舌本，足少阳之筋入系舌本。脏腑的精气上荣于舌，脏腑的病变必然影响精气的变化而反映于舌象。脏腑病变反映于舌面，具有一定的分布规律：舌尖多反映上焦心肺病变；舌中部多反映中焦脾胃病变；舌根部多反映下焦肾的病变；舌两侧多反映肝胆的病变。正常舌象的特征是：舌色淡红鲜明，舌质滋润，舌体大小适中、柔软灵活；舌苔均匀薄白而润。简称"淡红舌，薄白苔"。

（一）舌诊的方法与注意事项

1. 望舌的体位　望舌时患者可采取坐位或仰卧位，但必须使舌面光线明亮，便于观察。伸舌时必须自然地将舌伸出口外，舌体放松，舌面平展，舌尖略向下，尽量张口使舌体充分暴露。如伸舌过分用力，舌体紧张、蜷曲或伸舌时间过长，都会影响舌的气血流行而引起舌色改变，或干湿度变化。

2. 望舌的方法　观察舌象，一般先看舌尖→舌中→舌侧→舌根部。先看舌体的色质，再看舌苔。若伸舌时间过久，舌体易随血管变形而色泽变化。如果一次望舌判断不清，可令患者休息 3 ~ 5 分钟后，重复望舌一次。

除了通过望诊了解舌象的特征之外，必要时还应配合其他诊察方法。如刮舌验苔的方法进行舌诊，若刮之不脱或刮而留污质，多为里有实邪；刮之易去，舌体明净光滑则多属虚证。刮舌可用消毒压舌板的边缘，以适中的力量，在舌面上由后向前刮三五次；如需揩舌，则用消毒纱布裹于手指上，蘸少许生理盐水在舌面上揩抹数次。这两种方法可用于鉴别舌苔有根无根，以及是否属于染苔。

3. 望舌的注意事项

（1）光线影响　望舌以白天充足、柔和的自然光线为佳，光线要直接照射到舌面。光照的强弱与色调，常常会影响正确的判断。如光线过暗，可使舌色暗滞；用普通的灯泡或手电筒照明，容易把黄苔误作白苔；日光灯下，舌色多偏紫；白炽灯下，舌苔偏黄色。周围有色物体的反射光，也会使舌色发生相应的改变。

（2）食或药品影响　饮食和某些药物可以使舌象发生变化。如进食后由于口腔咀嚼的摩擦、自洁作用而舌苔由厚变薄；多喝水可使舌苔由燥变润；刚进辛热食物，舌色偏红；多吃糖果、甜腻食品，舌苔变厚，口味酸腻；服用大量镇静剂后，舌苔厚腻；长期服用某些抗生素，可产生黑腻苔或霉腐苔。饮服某些食物或药物，可以使舌苔着色，称为染苔。如饮用牛乳，豆浆等可使舌苔变白、变厚；食用蛋黄、橘子、核黄素等可将舌苔染成黄色；各种黑褐色食品、药品，或吃橄榄、酸梅，长期吸烟等可使舌苔染成灰色、黑色。染苔可在短时间内自然退去，或经揩舌除去，一般多不均匀地附着于舌面，与病情亦不相符。

（3）口腔疾病的影响　牙齿残缺，可造成同侧舌苔偏厚；镶牙可以使舌边留下齿印；张口呼吸可以使舌苔变干等，应加以鉴别，避免误诊。

（二）望舌质

望舌质对诊察脏腑精气盛衰存亡，判断疾病的预后转归有重要意义。

1. 望舌色　观察舌质颜色的改变。舌色与脏腑寒热虚实、营血病变有关。异常舌色有五种：既淡白、红、绛、紫、青。

（1）淡白舌　较正常的淡红色浅淡，甚至全无血色（苍白）。机理：阳气不足，生化无力，运血不足，血液不能充盈舌体脉络。主病：虚证。如淡白光莹，舌体瘦薄为气血两虚；寒证，如淡白湿润，舌体胖嫩为阳虚寒证。

（2）红舌　较淡红色为深，甚至鲜红色。机理：血得热则行，热盛气血沸涌，舌体脉络充盈。主病：热证。舌尖红为心火亢盛；舌边红为肝胆火旺；舌中红为脾胃有热。实热证则鲜红而起芒刺，兼舌苔黄厚；虚热证则鲜红而少苔（光红无苔）、裂纹。

（3）绛舌　较红色更深，呈深红色的舌色。主病：热入营血；阴虚火旺。见于外感病，多为热入营血，绛色越深，热越重；若久病之人，多为阴虚火旺，且表现少苔、裂纹。

（4）紫舌　舌色呈紫色的舌象。主病：寒、热、瘀。绛紫而干枯少津为热盛伤津；淡紫而湿润为寒凝血瘀。

（5）青舌　舌色发青（水牛舌）。主病：寒凝、血瘀、中毒。

（6）斑舌　舌面青紫斑点。主病：热入营血、血瘀。多主血瘀证。

2. 望舌形

（1）老嫩　舌质坚敛，纹理粗糙为老舌，主实、热证；舌质浮嫩，松散为嫩舌，主虚寒证。

（2）胖大　舌体胖大，淡白嫩，苔白滑为脾肾阳虚，水湿内停；舌体胖大而红，苔黄腻，为脾胃湿热。

（3）肿胀　舌体肿大满口，甚至不能闭口。鲜红而肿胀为心脾有热；青紫而肿胀为中毒或血液凝滞。

（4）瘦薄　瘦薄舌淡为气血不足（心脾两虚证）；瘦薄舌绛为阴虚热盛，津液耗伤。

（5）裂纹　舌色红绛为热盛津伤；舌色淡白为气血不足。

（6）芒刺　舌面上软刺及颗粒，摸之棘手。主热邪亢盛。热越重，芒刺越多越大。舌尖芒刺为心火亢盛；舌边芒刺为肝胆火盛；舌中芒刺为胃肠热盛。

3. 望舌态

（1）痿软　痿软而红绛少苔为邪热伤阴、阴虚火旺；痿软而枯白无华为气血虚衰。

（2）强硬　为风痰阻络、中风先兆。

（3）歪斜　为肝风夹痰、痰瘀阻滞。

（4）颤动　淡白颤动为气血两虚；绛紫颤动为热盛；舌红少苔颤动为阴虚。

（5）吐弄　为心脾有热、热盛动风先兆。病危而吐舌为心气绝。

（6）短缩　淡或青紫而湿润为寒凝筋脉、气血虚衰；红绛而干为热病伤津；短而胖大为风痰阻络。

4. 望舌下络脉　舌下络脉细而短，色淡红多属气血不足；舌下络脉粗胀青紫或曲张为血瘀。

（三）望舌苔

1. 苔质

（1）厚薄　透过舌苔能隐隐见到舌体的苔称为薄苔；不能透过舌苔见到舌体之苔则称厚苔。薄苔主疾病初起在表，病情轻浅；厚苔主胃肠宿食、痰浊停滞。

（2）润燥　舌苔干湿适中，不滑不燥，称为润苔；舌面水分过多，伸舌欲滴，扪之湿而滑，称为滑苔。舌苔干燥，扪之无津，甚则舌苔干裂，称为燥苔；苔质粗糙，称为糙苔。润苔为津液未伤；滑苔为寒湿内停；燥苔为津液已伤；糙苔为热盛伤津、秽浊盘踞中焦。

（3）腻腐　苔质颗粒细腻致密，融合成片，中间厚边周薄，紧贴于舌面，揩之不去，刮之不易脱落者，称为腻苔。苔质颗粒较粗大而根底松浮，如豆腐渣堆铺舌面，边中皆厚，揩之可去，或成片脱落，舌底光滑者，称为腐苔。腻苔主湿浊、痰饮、食积；腐苔为胃气衰败，湿邪上泛。

（4）剥苔　舌苔全部或部分剥落，剥落处舌面光滑无苔者，称为剥苔。主胃气匮乏，胃阴枯竭或气血两虚。

2. 苔色

（1）白苔　白苔是最常见的苔色，其他各色舌苔均可由白苔转化而成。主表证、寒证。薄白而润为正常、表证初起、里证病轻、阳虚内寒；薄白而干多属风热表证；薄白而滑为外感寒湿、阳虚水停；白而厚腻主湿浊内困、痰饮内停、食积。

（2）黄苔　黄苔多由白苔转化而来。主热证、里证。黄腻苔主湿热蕴结；薄黄苔主热表证、风寒化热入里；黄糙苔主邪热伤津；黄滑苔主阳虚之体痰饮聚久化热。

（3）灰黑苔　灰黑苔多由白苔或黄苔转化而成。白腻灰黑苔主阳虚寒湿痰饮内停；黄腻灰黑苔主湿热内蕴日久不化；焦黑干燥苔主热极津枯。

（四）舌象分析要点及舌诊的临床意义

1. 舌象分析要点

（1）察舌的神气和胃气　舌色红活鲜明，舌质滋润，舌体活动自如者为有神气；舌色晦暗枯涩，活动不灵便，为无神气。舌苔中厚边薄，紧贴于舌面，苔底牢着，或苔虽松厚，刮之舌面仍有苔迹；或厚苔脱落，舌面仍有黏膜颗粒，有苔能逐生之象者，均属有根苔。有根苔是有胃气的征象。舌苔似有似无，甚则光剥如镜面，或苔厚松腐，四周如截，刮之即去，舌面光滑，苔垢不易复生者，为无根苔。无根苔提示胃气衰败，是无胃气的征象。舌象有神气、胃气，表明正气未衰，病情较轻，预后良好；无神气、无胃气，提示正气已虚，病情较重，预后较差。

（2）体和舌苔的综合分析　舌体的色形质主要反映脏腑气血津液的情况，舌苔的变化主要与感受的病邪和病证的性质有关，所以观察舌体可以了解脏腑虚实，气血津液的盛衰；察舌苔重在辨病邪的寒热、邪正的消长。临床诊病时，不仅要分别掌握舌体、舌苔的基本变化及其主病，还应注意舌体和舌苔之间的相互关系，将舌体和舌苔结合起来进行分析。

（3）舌象的动态分析　　在疾病发展过程中，舌象亦随之相应变化。外感病中舌苔由薄变厚表明邪由表入里；舌苔由白转黄，为病邪化热的征象；舌色转红，舌苔干燥为邪热充斥，气营两燔；舌苔剥落，舌质光红为热入营血，气阴俱伤等。在内伤杂病的发展过程中，舌象亦会产生一定的变化规律，如心血瘀阻所致的真心痛患者，发病初期一二日内，可见舌色偏暗，而苔无变化，此后大多数患者的舌苔由薄白变为白腻或黄腻，并且薄变厚，如病情稳定，则在十余日后腻苔渐化，而生薄白苔。舌色由暗滞逐渐恢复成淡红色，舌象提示疾病趋向好转。若舌苔由薄自变为灰苔、黑苔或黄褐苔；或厚苔日久不退，提示病情日趋严重。若舌苔骤退，转为剥苔，提示胃气将绝，预后不良。

2. 舌诊的临床意义

（1）判断正气的盛衰　　察看舌质的颜色，如舌质淡红润泽则气血旺盛；如舌质淡白晦暗则气血虚衰。察看舌苔之有无，如苔薄白而润则胃气旺盛；如舌光无苔则胃气大伤、胃阴枯。

（2）辨病位的深浅　　如苔薄则病初起，病轻浅属外感表证，内伤轻证；如苔厚为病入里，病位深；如舌光绛则热入营血，病位更深。

（3）区别病邪性质　　白苔主寒证，黄苔主热证，腐腻苔主食积、痰饮、湿浊。舌红绛主热证，舌紫、瘀斑、瘀点主瘀血证。

（4）推断病情进退　　如薄苔转为厚苔，为由表入里（病进）；如白苔转为黄、灰黑，为由表入里，由轻变重，由寒化热（病进）。如苔润转为燥苔，为热渐盛，津渐伤（病进）；如燥苔转为润苔，为津渐复（病退）；如有苔转为无苔，为病渐重（病进）；如无苔转为有苔，为病渐好（病退）。

第二节　闻　诊

一、听声音

主要是辨别患者的语声、鼻鼾、呻吟、惊呼等异常声响，以及言语气息的高低、强弱、清浊、缓急等变化，通过声音变化来判断正气的盛衰、邪气的性质及病情的轻重。

扫一扫看课件

（一）正常声音

健康的声音，虽有个体差异，但具有发声自然、音调和畅，刚柔相济等特点。由于人们性别、年龄、体型等形质禀赋之不同，正常人的声音亦各不相同，男性多声低而浊，女性多声高而清，儿童则声音尖利清脆，老人则声音浑厚低沉。另外，声音与情志的变化也有关系。如怒时发声忿厉而急；悲哀则发声悲惨而断续等。这些也属于正常范围，与疾病无关。

（二）异常声音

异常声音即病变声音，指疾病反映于声音上的变化。常见异常声音及其意义包括：

1. 发声异常　语声高亢洪亮，多言而躁动，多属实证、热证；语声重着，多属外感风寒，或湿浊阻滞；语声低微无力，少言而沉静，多属虚证、寒证或邪去正伤之证；

2. 语言异常　一般来说，沉默寡言者多属虚证、寒证；烦躁多言者，多属实证、热证。语声低微，时断时续者，多属虚证；语声高亢有力者多属实证。

3. 呼吸异常与咳嗽　呼吸异常与咳嗽是肺病常见的症状。肺主呼吸，当外邪侵袭或其他脏腑病变影响于肺，肺气不利而出现呼吸异常和咳嗽。

呼吸异常主要表现为喘、哮、上气、短气、气微、气粗等现象。

咳声重浊，是寒痰湿浊停聚于肺，肺失肃降所致，多属实证；咳声轻清，常因久病肺气虚损，失于宣降所致，多属虚证；咳声不扬，痰稠而黄，常因热邪犯肺，肺津被灼之故，多属热证；咳有痰声，痰多易咯，常因脾虚失运，湿聚生痰，多属痰湿阻肺证；干咳无痰，痰黏难咯，多因阴津亏损，肺失濡润，见于燥邪犯肺或阴虚肺燥证。临床上还常见顿咳和犬吠样咳嗽。

4. 呕吐、嗳气与呃逆　均属胃气上逆所致，因病邪影响的部位不同，而见呕吐、嗳气与呃逆等不同表现。

（1）呕吐　呕吐严重，呈喷射状，多因热扰神明所致，属热闭心包证；餐后呕吐，常伴腹泻，多为食物中毒、霍乱、类霍乱病证；朝食暮吐，暮食朝吐，多因脾阳亏虚，不能磨谷消食所致，属于反胃；食入即吐，因热伤胃津，胃失濡养之故，多为胃热证；饮后则吐，因胃有宿饮，再饮则胃内之饮上逆所致，多为水逆证。

（2）呃逆　新病呃逆，其声有力，多属寒邪或热邪客于胃；久病、重病呃逆不止，声低气怯无力者。

（3）嗳气　嗳气酸腐，兼脘腹胀满者，多为宿食停滞，属实证；嗳气因情志变化而增减者，多为肝气犯胃，属实证；嗳声低沉且无酸腐气味，兼见纳差食少者，多为胃虚气逆，属虚证；嗳气无酸腐气味，兼见脘痛者，多为寒邪客胃，属寒证。

二、嗅气味

嗅气味，主要是嗅患者病体、排出物、病室等的异常气味。以了解病情，判断疾病的寒热虚实。

（一）病体气味

1. 口鼻气味　指从口中散发出的异常气味。口中散发臭气者，称为口臭，多与口腔不洁、龋齿或消化不良有关。口出酸臭气，并伴食欲不振，脘腹胀满者，多属胃肠积滞；口出臭秽气者，多属胃热；口气腐臭，或兼咳吐脓血者，多是内有溃腐脓疡。若口气臭秽难闻，牙龈腐烂者，多为牙疳。若鼻出臭气，称为鼻臭。伴流浊涕不止者，是"鼻渊"，多因热邪上熏或湿热蕴结所致。

2. 汗身气味　是指汗液所散发出的气味。汗出腥膻，是风湿热邪久蕴皮肤，津液受到熏蒸所致，多见于风温、湿温、热病，或汗后衣物不洁所致；汗气臭秽，可见于瘟疫或暑热火毒炽盛之证；腋下随汗散发阵阵臊臭气者，是湿热内蕴所致，可见于狐臭；若身发腐臭气，谓之身臭，应考虑有无溃腐疮疡。

（二）排出物气味

排出物的气味，一般而言，湿热或热邪致病，其排出物多混浊而有臭秽，难闻的气味；寒邪或寒湿邪气致病，其排出物多清稀而无特殊气味。

1. 痰涕之气　病者咳吐浊痰脓血，腥臭异常的，多是肺痈，为热毒炽盛所致；咳痰黄稠气腥者，是肺热壅盛所致；咳吐痰涎清稀味咸，无特异气味者，属寒证。若鼻流浊涕腥秽如鱼脑者，为鼻渊；鼻流清涕无气味者，为外感风寒。

2. 呕吐物气味　呕吐物清稀无臭味者，多属胃寒；气味酸臭秽浊者，多属胃热。呕吐未消化食物，气味酸腐者，多为食积。呕吐物无酸腐味者，多属气滞。呕吐脓血而腥臭者，为内有溃疡。

3. 二便气味　如大便酸臭难闻者，多属肠有郁热；大便溏泄微腥者，多属脾胃虚寒；大便泄泻臭如败卵，甚则夹有未尽消化食物，矢气奇臭者，是宿食停滞，消化不良之故。小便黄赤混浊，有臊臭气者，多属膀胱湿热。尿甜并散发苹果样气味者，为消渴。

（三）病室气味

病室气味是由病体本身或排出物所散发的。通过嗅病室气味来推断病情及诊断特殊疾病。若病室充有血腥气，病者多患失血证。病室散有腐臭气，病者多患溃腐疮疡。病室尸臭，多为病者脏腑衰败，病情重笃。病室尿臊气，见于水肿晚期。病室有烂苹果气味，多为消渴患者，亦属危重症。

第三节　问　诊

扫一扫看课件

问诊是医者通过询问患者或陪诊者，了解疾病的发生、发展、治疗经过、现在症状和其他与疾病有关的情况，以诊察疾病的方法。问诊的目的在于充分收集其他三诊无法取得的与辨证关系密切的资料。如疾病发生的时间、地点、原因或诱因，以及治疗的经过、自觉症状、既往健康情况等。掌握了这些情况有利于对疾病的病因、病位、病性做出正确的判断。

一、问一般情况

一般情况包括姓名、性别、年龄、婚姻、民族、籍贯、职业、工作单位、现在住址等。询问一般情况，可使医生获得与疾病有关的资料，为诊断治疗提供一定依据。

二、问主诉和病史

（一）主诉

主诉是患者就诊时最感痛苦的症状、体征及持续时间。如"恶寒，发热，身痛二天""反复发作咳嗽，吐痰半月"。主诉通常是患者的主要痛苦，是就诊的主要原因，往往也是疾病的主要矛盾所在。医生在记录主诉时文字记录要简洁，精炼（一般不超过 20 个字）。主诉中不能使用疾病病名，也不能记录病程。

（二）现病史

现病史是指主诉所叙述的疾病，从起病到此次就诊时发生、发展和变化的过程，以及对疾病的诊治经过。现病史应注意从以下几方面进行询问：

1. 起病情况　主要包括发病时间的新久、发病原因或诱因，最初的症状及其性质、部位，当时曾做何处理等。

2. 病变过程　一般可按疾病起病至就诊的先后顺序进行询问。如某一阶段出现哪些症状，症状的性质、程度有何变化，何时好转或加重，何时出现新的病情，病情有无变化规律等。

3. 诊治经过　询问患者在病程中曾作过的诊断和治疗情况。如曾做哪些检查，结果怎样；做过何种诊断，诊断的依据是什么；经过哪些治疗，治疗的效果及反应如何等。

4. 现在症状　现在症状是患者就诊时全部的自觉症状及其他对辨证诊病有意义的情况，是指对患者就诊时所感到的痛苦和不适的症状，以及与其病情相关的全身情况进行详细询问，是问诊的主要内容，将另列于后详述。

三、问既往史、个人生活史、家族史

（一）既往史

既往史包括既往健康状况，曾患过何种主要疾病（不包括主诉中所陈述的疾病），其诊治的主要情况，是否患过传染病。有无药物或其他过敏史。对小儿还应注意询问既往预防接种情况。

（二）个人生活史

个人生活史，是指患者的日常生活、工作等方面的情况，主要包括生活经历、精神情志、饮食起居、婚姻生育等。通过了解患者生活经历、性格特征、婚姻生育情况、饮食嗜好及生活起居情况，对分析患者身体素质，判断疾病性质都有一定意义。

（三）家族史

家族史是询问与患者有血缘关系的直系亲属，及长期生活相处的人的健康和患病情况，如父母、兄弟姐妹、配偶、子女等，是否有否传染性疾病或遗传性疾病。必要时应注意询问亲属的死亡原因。如有些传染性疾病，如肺痨等，与生活接触有关。询问家族史，有助于某些遗传性疾病和传染性疾病的诊断。

四、问现在症

问现在症的涉及的范围较为广泛。通过问诊掌握患者的现在症状，可以了解疾病目前的主要矛盾，并围绕主要矛盾进行辨证，从而揭示疾病的本质，对疾病做出确切的判断。因此，问现在症状是问诊中重要的一环。为求问得全面准确，无遗漏。明代医家张景岳将问诊的内容归纳为"十问篇"，后经清代医家陈修园又将

扫一扫看课件

其略作修改编成《十问歌》，即："一问寒热二问汗，三问头身四问便，五问饮食六胸腹，七聋八渴俱当辨，九问旧病十问因，再兼服药参机变，妇女尤必问经期，迟速闭崩皆可见，再添片语告儿科，天花麻疹全占验。"应当指出，"十问"的内容言简意赅，但在实际运用时，应灵活而有主次地进行询问，不能千篇一律地机械套问。

1. 问寒热　问寒热是指询问患者有无怕冷或发热的感觉。寒热的产生，主要取决于病邪的性质和机体的阴阳盛衰两个方面。因此，通过问患者寒热感觉可以辨别病变的寒热性质和阴阳盛衰等情况。临床常见的寒热症状有恶寒发热、但寒不热、但热不寒、寒热往来四种情况。

（1）恶寒发热　恶寒发热是指患者恶寒与发热同时出现，多见于外感病的表证阶段。询问寒热的轻重不同表现，常可推断感受外邪的性质。如恶寒重，发热轻，多属外感风寒的表寒证。发热重，恶寒轻，多属外感风热的表热证。恶寒、发热，并有恶风、自汗、脉浮缓，多属外感表虚证。恶寒发热，兼有头痛、身痛、无汗、脉浮紧，是外感表实证。

此外，外感表证的寒热轻重，不仅与病邪性质有关，而且和邪正盛衰有密切关系。如邪正俱盛者，恶寒发热皆较重；邪轻正衰者，恶寒发热均较轻；邪盛正衰者，多为恶寒重而发热轻。

（2）但寒不热　但寒不热是指患者只感怕冷而不觉发热的症状。其怕冷的产生，多为感受寒邪致病，或为阳气不足而阴寒内盛。根据发病急缓，病程长短，可分为：新病恶寒，为里实寒证；久病畏冷，为里虚寒证。

（3）但热不寒　患者只感发热，不觉怕冷，甚或反恶热者，称为但热不寒。多属阳盛阴虚的里热证。根据发热的轻重、时间、特点等不同，可分为壮热、潮热、微热三种类型。潮热有日晡潮热、湿温潮热和阴虚潮热之分；微热常见有三种：阴虚潮热、气虚发热、气郁发热。

（4）寒热往来　寒热往来是指恶寒与发热交替发作，又称往来寒热。是邪正相争，互为进退的病理表现。其寒时自觉寒而不热，其热时自觉热而不寒。界线分明，一日一发或一日数发，可见于少阳病、温病及疟疾。

2. 问汗　健康人在剧烈活动、进食辛辣、气候炎热、衣被过厚、情绪激动等情况下见汗出，属生理现象。若当汗出而无汗，不当汗出而汗多，或仅见身体的某一局部汗出，均属病理现象。病理性的无汗或有汗，与正气不足或病邪侵扰，影响人体阳气、阴精、腠理等因素密切关系。

（1）有汗无汗　在疾病过程中，尤其对外感患者，询问汗的有无，是判断感受外邪的性质和阴阳盛衰的重要依据。

1）表证有汗　有两种情况：一是表证微汗，多属外感风邪所致的中风表虚证；二是表证多汗，多为外感风热所致的表热证。

2）表证无汗　多属外感寒邪所致的伤寒表实证。

3）里热汗出　若外邪入里，成为里热证，常伴发热、口渴、脉洪大等症。

4）里证无汗　当汗出时而不出汗，多见于久病、虚证患者。

（2）特殊汗出　所谓特殊汗出，是指具有某些特征（如出汗的时间、状况等）的病理性汗出。主要有四种：

1）自汗　是指经常汗出不止，活动之后更甚者，称为自汗。常见于气虚、阳虚证。

2）盗汗　是指睡则汗出，醒后即止，称为盗汗。多见于阴虚内热证，或气阴两虚证。若气阴两虚，临床常自汗、盗汗并见。

3）绝汗　是指在病情危重的情况下，出现大汗不止，每可导致亡阴或亡阳，故又称脱汗。

4）战汗　指在病势沉重之时，先见全身战栗抖动，而后汗出的，称为战汗。战汗是邪正相争，病变发展的转折点，应注意观察病情的变化。

（3）局部汗出　身体的某一部位汗出或不出汗，也是体内病变的反映，应注意了解汗出的部位及伴随症状，以审证求因。临床常见的局部汗出，主要有头汗、半身汗出、手足心汗、阴汗等。还需注意了解汗的冷热、色泽等。如冷汗多因阳气虚衰所引起；热汗多由外感风热或内热蒸迫所致；汗出沾衣，色黄如黄柏汁者，谓之黄汗，多因风湿热邪交蒸使然。

3. 问疼痛　疼痛是临床上最常见的一种自觉症状。患病机体各个部位都可发生疼痛。问疼痛应注意询问疼痛的原因、性质、部位及相关的兼症等。

（1）疼痛的原因　导致疼痛的原因很多，一般分为因实而致痛和因虚而致痛两类。

（2）疼痛的性质　由于导致疼痛的病因、病机不同，因而疼痛的性质特点各异，故询问疼痛性质特点，可辨疼痛的原因与病机。

1）胀痛　指疼痛且有胀的感觉，是气滞作痛的特点。

2）刺痛　指疼痛如针刺之状，是瘀血致痛的特征之一。

3）走窜痛　指痛处游走不定，或走窜攻痛。

4）固定痛　指痛处固定不移。

5）冷痛　指疼痛有冷感而喜暖，是寒证疼痛的特点，常见于腰脊、脘腹及四肢关节等处。

6）灼痛　指疼痛有灼热之感，而且喜冷恶热，是寒证疼痛的特点。

7）绞痛　指疼痛剧烈如刀绞。

8）隐痛　指疼痛不甚剧烈，尚可忍耐，但绵绵不休。

9）重痛　指疼痛并有沉重之感，多因湿邪困阻气机而致。

10）酸痛　指疼痛而有酸软感觉。可因湿邪侵袭肌肉关节，气血动行不畅所致，或因肾虚，骨髓失养而成。

11）掣痛　指抽掣牵扯而痛，多因经脉失养或阻滞不通所致，由于肝主筋，所以掣痛多与肝病有关。

12）空痛　指疼痛有空虚之感，多由气血精髓亏虚，组织器官失其荣养所致。

（3）疼痛的部位　通过询问疼痛的部位，对于了解病变所在的脏腑经络有一定的意义。

1）头痛　是指整个头部或头的前后、两侧及顶部疼痛。头痛的经络定位：如头痛连项者，属太阳经；两侧头痛者，属少阳经；前额连眉棱骨痛者，属阳明经；颠顶痛者，属厥阴经等。

2）胸痛　是指胸部正中或偏侧疼痛。由于胸居上焦，内藏心肺，所以胸痛多为心肺病变。

3）胁痛　是指胁的一侧或两侧疼痛。由于两胁为足厥阴肝经、足少阳胆经循行所过的部位，肝胆又位居于胁部，所以胁痛多与肝胆病变有密切关系。

4）脘痛　脘是指上腹部剑突下，是胃腑所在部位，故又称胃脘。

5）腹痛　腹部的范围较广，可分为脐腹、大腹、小腹、少腹、侧腹等部分。临床腹痛问诊常与按诊密切配合。

6）背痛　脊痛不可俯仰者，多因督脉损伤所致；背痛连及项部，常因风寒之邪客于太阳经腧而致；肩背作痛，多为风湿阻滞，经气不利所引起。

7）腰痛　临床常结合按诊，询问患者腰部两侧有无叩击痛，作为诊断的重要指征。

8）四肢痛　是指四肢、肌肉、筋脉、关节等部疼痛。

9）周身疼痛　指周身肌肤（不包括内脏）疼痛。临床应注意询问发病时间，了解病程长短。

4. 问头身胸腹　问头身胸腹，是指"十问"中问头身、问胸腹部分除问疼痛以外的其他不适，如头晕、胸闷、心悸、胁胀、脘痞、腹胀、身重、麻木等症状之有无、程度及特点等。这些症状在临床上不仅常见，而且各有重要的诊断价值，故应注意询问。

除疼痛和上述症状外，头身胸腹的不适还有很多，如恶心、神疲、乏力、气坠、心烦、胆怯、身痒等，都是患者的自觉症状，临床时也应注意询问，并了解其临床意义。

5. 问耳目　耳目均为头面部的感觉器官，与人体内脏、经络关系十分密切，故询问耳目情况，不仅可了解耳目局部有无病变，并且可帮助推断全身生理变化。

（1）问耳　耳司听觉，手足少阳经脉分布于耳，耳为宗脉之所聚，心寄窍于耳，所以耳的病证常与肾、肝胆和心等脏腑相关。

1）耳鸣　自觉耳内鸣响，如闻蝉鸣，或如潮声，妨碍听觉者，称为耳鸣。

2）耳聋　不同程度的听力减退，甚至听觉丧失，不闻外声，谓之耳聋。

3）重听　听力减退，听音不清，声音重复，称为重听。

（2）问目　目为肝之窍，为心之使，为血之宗，为五脏六腑精气所注之处，目通过经络与内脏相联系。因此，眼睛的疾病常与全身的脏器有关。目的病变繁多，另有专科详细讨论，这里仅简要介绍几个常见症状及其临床意义。

1）目痒　是指眼睑、眦内或目珠有痒感，轻者揉拭则止，重者极痒难忍。

2）目痛　单目或双目疼痛，谓之目痛。目痛原因较为复杂，一般痛剧者，多属实证；痛微者，多属虚证。

3）目眩　是指视物旋转动荡，如在舟车之上，或眼前如有蚊蝇飞动之感，谓之目眩，或称眼花。目眩的病机有虚有实。

4）目昏、雀盲、歧视　视物昏暗不明，模糊不清，称为目昏。若白昼视力正常，每至黄昏视物不清，如雀之盲，故称雀盲，或称雀目、鸡盲、夜盲。视一物成二物而不清，谓之歧视，或称视歧。

6. 问睡眠　睡眠是人体生理活动的重要组成部分，人体为了适应自夜节律性变化，维持阴阳的协调平衡的一种生理活动，故人的睡眠具有一定的规律。通过询问睡眠时间的长短、入睡难易、有无多梦等情况，可了解机体阴阳气血的盛衰、心肾等脏腑功能的强弱。临床常见的睡眠失常有失眠、嗜睡。

（1）失眠　失眠又称"不寐"，或"不得眠"，是以经常不易入睡，或睡而易醒不能再睡，或睡而不酣时易惊醒，甚至彻夜不眠为特征的证候，且常并见多梦。

（2）嗜睡　嗜睡是指患者不论昼夜，睡意很浓，经常不自主地入睡，或称"多寐""多眠睡"。嗜睡是湿浊内盛，阳虚阴盛的病理表现。

7. 问饮食口味　问饮食口味是指对病理情况下的口渴、饮水、进食、口味等进行询问。故通过询问饮食口味情况，可了解体内津液的盈亏及输布是否正常、脾胃及有关脏腑功能的盛衰，对临床诊断有重要作用。问饮食口味应注意了解有无口渴、饮水多少、喜冷喜热，有无食欲、食量多少、食物的喜恶，口中有无异常味觉和气味等。

（1）口渴与饮水　口渴是指自觉口中干渴的感觉，饮水是指实际饮水的多少及喜恶。口渴与饮水密切相关，一般口渴者多喜饮，口不渴者不欲饮，但有时也不尽一致。

1）口不渴饮　患者口不干渴，不欲饮水，多见于寒证、湿证。

2）口渴欲饮　一般是津液损伤的临床表现，多见于燥证、热证。

3）渴不多饮　多因脏腑对水津的气化功能障碍所致。

4）饮入即吐　先渴饮而作呕，或饮后即吐，多为饮停于胃的"水逆"证。

（2）食欲与食量　食欲是指进食的要求和对进食的伴随状况，食量是指实际的进食量。询问患者的食欲与食量，对于判断病体的脾胃功能强弱以及疾病的预后转归，有重要的意义。

1）食欲减退　是疾病过程中常见的病理现象，包括不欲食、纳少、纳呆和厌食四类情况，有程度上的差别。

2）食欲亢进　是食欲过于旺盛，食后不久即感饥饿的症状。

3）饥不欲食　指患者虽有饥饿感，但不欲食，或进食不多的症状。

4）偏嗜食物　包括饮食偏嗜和偏嗜异物。正常人由于地域与生活习惯的不同，常有饮食偏嗜，一般不会引起疾病。但若偏嗜太甚，则有可能导致病变。

此外，在疾病过程中，食欲恢复，食量渐增，是胃气渐复，疾病向愈之兆；若食欲逐渐不振，食量渐减，是脾胃功能逐渐衰弱的表现，提示病情加重；久病或重病患者，一般食少无味，甚至不能食，如突然欲食或暴食，称为"除中"，是脾胃之气将绝的"假神"征象，常危在旦夕。

（3）口味　是指口中有异常的味觉。由于脾开窍于口，心开窍于舌而知五味，其他脏腑之气亦可循经脉上至口，故口中异常味觉或散发的气味，常是脾胃功能失常成其他脏腑病变的反映。

1）口淡　指口中乏味，舌上味觉减退，多为脾胃虚寒证。

2）口苦　自觉口中有苦味，多见于肝胆火旺证。

3）口甜　自觉口中有甜味，多见于湿热蕴结于脾胃，亦可因脾虚而致。

4）口酸　自觉口中有酸味，多由脾胃消化不良，食滞不化，腐化生酸，上泛于口；亦可由肝气郁结，横逆犯胃，而泛吐酸水。

5）口涩　口有涩味如食生柿子的感觉，为燥热伤津，或脏腑阳热偏盛，气火上逆所致。

6）口咸　自觉口中有咸味，一般认为多与肾虚及寒水上泛有关。

7）口黏腻　口中黏腻不爽，常伴舌苔厚腻，多由湿浊停滞、痰饮食积等所致。

8. 问二便　大小便的排出是正常的生理现象，如排泄异常，属病理表现。询问大小便状况，不仅可直接了解消化功能、水液代谢的情况，而且亦是判断疾病寒热虚实的重要依据。

（1）大便　健康人一般每日大便一次，呈黄色条形，干湿适中，便内无脓血、黏液及未消化的食物等；排便通畅，便后舒适。询问大便应注意便次、便质以及排便感的异常。

1）便次异常　包括便秘与泄泻。便秘，指大便秘结不通，排便时间延长，或欲便而艰涩不畅者，谓之便秘。泄泻，指便次增多，便质稀薄，甚至便稀如水样，称为"泄泻"。

2）便质异常　除便秘、泄泻多伴有便质的干燥、稀薄之外，常见的便质异常包括：

①完谷不化。即大便中经常含有较多未消化的食物。多见于脾胃虚寒或肾虚命门火衰所致的泄泻。

②溏结不调。即大便或干燥或稀溏并无规律。大便时干时稀者，多因肝郁脾虚，肝脾不调而致；若大便先干后稀，多属脾胃虚弱。

③脓血便。大便中夹有脓血黏液，多见于痢疾。常因湿热积滞交阻于肠，脉络受损，气血瘀滞而化为脓血。

④便血。大便之中夹有血液者称为便血。其中，若先便后血，便血紫暗，则为远血，多因脾不统血所致；若先血后便，便血鲜红，则为近血，多为肛络瘀血而出血。

3）排便感异常

①肛门灼热：指排便时肛门有灼热感。多因大肠湿热下注，见于湿热泄泻或湿热痢疾。

②里急后重：腹痛窘迫，时时欲便，肛门重坠，便出不爽，多因湿热内阻，肠道气滞所致，为湿热痢疾主症之一。

③排便不爽：即排便不通畅，有滞涩难尽之感。

④滑泻失禁：指大便不能自控，滑出不禁，甚则便出而不自知，称大便失禁，又称滑泻。

⑤肛门气坠：即肛门有下坠之感，甚则脱肛，常于劳累或排便后加重，多属脾虚中气下陷。常见于久泻或久痢不愈的患者。

（2）小便　健康成人在一般情况下，日间排尿 3 ～ 5 次，夜间 0 ～ 1 次；每昼夜总尿量 1000 ～ 1800mL，平均 1500mL 左右；尿清，色淡黄，无气味；排尿通畅，尿后舒适。健康人小便量受饮水、温度、出汗、年龄等因素的影响。一般应注意询问患者的尿量、尿次及排尿时感觉等情况。

1）尿量异常

①尿量增多：指尿量明显多于正常尿量，一般每天的尿量多于 2500mL。若小便清长量多者，属虚寒证；如尿多而多饮、消瘦者，是为消渴。

②尿量减少：指尿量明显少于正常尿量，一般每日的尿量少于 400mL。若尿少而短赤，发热口渴，多为热盛津伤；若大汗、剧吐、泄下之后，见尿少而神疲，为汗下伤津，化源不足；若尿少而浮肿，是因肺、脾、肾功能失常，气化不利，水湿内停之故。

2）尿次异常

①小便频数：即排尿次数增多，时欲小便，一般每昼夜尿次多于 10 次。如新病小便频数，短赤而急迫，是下焦湿热；若久病小便频数，量多色清，夜间尤甚，为下焦虚寒，多因肾阳不足，肾气不固，膀胱失约所致。

②癃闭：指膀胱储有尿液，但排出不畅。其中小便不畅，点滴而出者为癃；小便不通，点滴不出者为闭，一般统称为癃闭。

3）排尿感异常

①小便涩痛：即小便排出不畅而痛，或伴急迫、灼热等感觉，多因湿热下注所致，常见于淋病。

②余沥不尽：指小便之后点滴不尽，又称尿后余沥。多因肾气虚弱，肾关不固，开阖失司所致，常见于老年或久病体衰者。

③小便失禁：指神志清楚，但小便不能随意控制而自遗。多属肾气不足，下元不固，以及下焦虚寒，膀胱失煦，不能制约水液所致。

④小便自遗：指神志昏迷，而小便失控而自遗。多为正气欲脱之危重证候。

⑥睡中遗尿：指睡眠中小便自行排出，醒后方知。多属肾气不足，膀胱失约。

9. 问经带　由于妇女有月经、带下、妊娠、产育等生理病理特点，所以对妇女的问诊，除上述内容外，还应注意月经、带下、妊娠、产育等情况。妇女月经、带下的异常，不仅是妇科常见疾病，也是全身病理变化的反映。因而即使一般疾病也应询问月经、带下情况，作为诊断妇科或其他疾病的依据。

（1）月经　健康而发育成熟的女子每月周期性地由子宫内出血的生理现象称为月经，又称月信、月事、月水、经水、经候等。女子 14 岁左右初潮，月经周期为 28 天左右，行经天数为 3 ～ 5 天，49 岁左右绝经；每次经量中等（一般为 50 ～ 100mL）；经色正红或稍暗；经质不稀不稠，不夹血块；行经时可能伴随轻微腰酸，或小腹作胀，乳房稍胀，体倦纳少，情绪变化等，但一般并不影响工作，月经之后自然消失。

问月经应注意了解月经的周期，行经的天数，月经的量、色、质，有无闭经或行经腹痛等表现。必要时可询问末次月经日期，以及初潮或绝经年龄。

1）经期异常

①月经先期：指月经周期经常提前7天以上。多因气虚不能摄血；或因阳盛迫血妄行；或因阴虚而虚热内扰；或肝郁、血瘀，血海不宁所致。

②月经后期：指月经周期经常错后7天以上。虚者多因营血亏损，或因阳气虚衰，血源不足，使血海不能按时满蓄所致；实者可因气滞血瘀，冲任不畅，寒凝血瘀，冲任受阻所致。

③月经先后不定期：又称经期错乱，指月经或前或后达7天以上。多因肝气郁滞，气机不调，或因脾肾虚损，或因瘀血阻滞，使血海蓄溢失常所致。

2）经量异常

①月经过多：指月经量较平常量明显增多，而周期基本正常。多因血热，冲任受损；或因气虚，冲任不固，经血失约；或因瘀阻胞络，络伤血溢等所致。

②崩漏：不在行经期间，阴道内大量出血，或持续下血，淋漓不止者，称为崩漏。多由热伤冲任，迫血妄行；或因脾肾气虚，冲任不固，不能约制经血；或因瘀阻冲任，血不归经所致。

③月经过少：指月经周期基本正常，但经量明显减少，甚或点滴即净。属虚证者或因营血衰少，血海亏虚；或因肾气亏虚，精血不足所致。属实证者多因寒凝、血瘀或痰湿阻滞引起。

④闭经：指在行经年龄，既非受孕又非哺乳而连续停经3个月以上不来潮者。因气虚血亏，血海空虚所致者，属虚证；因气滞血瘀，或寒凝痰阻，胞脉不通而致者，为实证。有因生活环境的改变而停经者但无明显症状者，则不一定属于病态。

3）经色、经质异常　若经色淡红质稀，为血少不荣；经色深红质稠，乃血热内炽；经色紫暗，夹有血块，兼小腹冷痛，属寒凝血瘀。

4）痛经　是指正值经期或行经前后，出现周期性小腹疼痛，或痛引腰骶，甚至剧痛不能忍受者，又称经行腹痛。若经前或经期小腹胀痛或刺痛，多属气滞或血瘀；若经期小腹冷痛，遇温则减轻者，多属寒凝或阳虚；经期或经后小腹隐痛，多属气血两虚，胞脉失养所致。

（2）带下　带下是指妇女阴道内的一种少量乳白色、无臭的分泌物，具有润泽阴道的作用。若带下分泌过多，淋漓不断，或有色、质的改变，或有气味的改变，即为病理性带下。问带下，应注意量的多少，色质和气味等。因带下颜色的不同，而有白带、黄带、赤带、青带、黑带、赤白带及五色带等名称，临床以白带、黄带、赤白带较为多见。

1）白带　是指带下色白量多，质稀如涕，淋漓不绝，多属脾肾阳虚，寒湿下注所致。

2）黄带　是指带下色黄，质黏臭秽，多属湿热下注所致。

3）赤白带　即白带中混有血液，赤白杂见，多属肝经郁热，或因湿热下注而成。

10. 问小儿　儿科古称"哑科"，由于小儿表述不清，不仅问诊困难，而且也不一定准确，故医生主要通过询问陪诊者，来获得有关疾病的资料。小儿与成人不同，在生理上具有脏腑娇嫩、生机蓬勃、发育迅速的特点；在病理上具有发病较快、变化较多、易虚易实的特点。因此，问小儿病除一般问诊内容外，还要注意结合小儿的生理病理特点。着重询问下列几个方面：

（1）出生前后情况　新生儿（出生后1个月内）的疾病多与先天因素或分娩情况有关，故应着重询问妊娠期及产育期母亲的营养健康状况，有何疾病，曾服何药，分娩时是否难产、早产等，以了解小儿的先天情况。

婴幼儿（1个月至3周岁）发育较快，需要充足的营养供给，但其脾胃功能又较弱，如喂养不当，易患营养不良、腹泻以及"五软""五迟"等病。故应重点询问喂养方法及坐、爬、立、走、出牙、学语的迟早等情况，从而了解小儿后天营养状况和生长发育是否符合规律。

（2）预防接种、传染病史　小儿6个月~5周岁，从母体获得的先天免疫力逐渐消失，而后天的免疫功能尚未形成，故易感染水痘、麻疹等急性传染病。预防接种可帮助小儿建立后天免疫功能，以减少感染发病。患过某些传染病，如麻疹，常可获得终身免疫力，而不会再患此病。若密切接触传染病患者，如水痘、丹痧及某些肝病等，常可引起小儿感染发病。因此，询问上述情况，可作为确定诊断的重要依据。

（3）易使小儿致病的原因　小儿脏腑娇嫩，抵抗力弱，调节功能低下，易受气候及环境影响，感受六淫之邪而导致外感病，出现发热恶寒、咳嗽、咽痛等症；小儿脾胃薄弱，消化力差，极易伤食，出现呕吐、泄泻等；婴幼儿脑神经发育不完善，易受惊吓，而见哭闹、惊叫等症。所以要了解小儿致病原因，应注意围绕上述情况进行询问。

第四节　切　诊

切诊，是医生用手指或手掌对患者的某些部位进行触、摸、按、压，从而了解病情，诊察疾病的方法。切诊包括脉诊和按诊两部分。

扫一扫看课件

一、脉诊

脉诊即切脉象，是医者运用手指对患者身体某些特定部位的浅表动脉进行切按，体验脉动应指的形象，以了解身体状况，辨别病证的一种诊察方法。

（一）脉诊的原理与方法

1. 脉诊的原理　脉象的产生，与心脏的搏动、心气的盛衰、脉管的通利和气血的盈亏及各脏腑的协调作用直接有关。心脏搏动是形成脉象的动力，脉象与心脏搏动的强弱、频率、节律相应；血液濡养全身，并对脉道起着充盈的作用；脉管有约束和推进血流顺从脉道运行的作用，是气血周流不息，正常循行的重要条件。心、

扫一扫看图片

血、脉相互作用，共同形成"心主血脉"的活动整体。当心气旺盛，血液充盈，脉道调和时，则脉象从容和缓，均匀有力；反之，若心气虚衰，血液亏虚，脉道失调时，则可出现脉象的大小、强弱、速迟及节律失常等变化。因此，任何因素影响了心、血、脉发生变化，就有可能导致脉搏的改变，从而形成各种病理脉象。

2. 脉诊的部位　诊脉的部位历来就有多种，如《素问·三部九候论》有"三部九候诊法"，《灵枢·终始》有"人迎寸口诊法"，汉代张仲景在《伤寒杂病论》中提出"仲景三部诊法"，而《难经》倡导的"独取寸口诊法"得到推广运用，至今还是中医临床脉诊的重要诊法之一。

（1）三部九候诊法　又称为遍诊法，是遍诊人体上、中、下三部有关的动脉的诊法。所谓上为头部、中为手部、下为足部。在上、中、下三部又各分为天、地、人三候，三三合而为九，故称为三部九候诊法。

（2）三部诊法　首见于汉代张仲景《伤寒论》，即诊人迎、寸口、趺阳三脉。其中，以寸口候十二经，以人迎、趺阳分候胃气；也有加太溪脉，以候肾气者。

（3）寸口诊法　又称"气口"或"脉口"，独取寸口诊法是指单独切按桡骨茎突内侧的一段走行浅表的桡动脉之搏动形象，以诊察人体生理、病理状况的一种诊脉方法。

寸口脉的具体部位：寸口脉分为"寸""关""尺"三部，通常以腕后高骨（桡骨茎突）为标记，其内侧的部位为关，关前（靠腕侧）为寸，关后（靠肘侧）为尺。左右两手各有寸、关、尺三部，共六部脉。寸、关、尺三部又可施行浮、中、沉三候。寸口诊脉的三部九候和遍诊法的三部九候名同而实异。

寸口脉分候脏腑：左寸候心，右寸候肺，并统括胸以上及头部；左关候肝胆，右关候脾胃，统括膈以下至脐以上部位；两尺候肾，并包括脐以下至足部。

3. 脉诊的方法和注意事项

（1）诊脉时间　诊脉的时间，以清晨尚未起床、亦未进食时为最佳。

（2）脉诊体位　诊脉时患者的正确体位是正坐或仰卧，前臂自然向前平展，与心脏置于同一水平，手腕伸直，手掌向上，手指微微弯曲，在腕关节下面垫一松软的脉枕，使寸口部充分伸展，局部气血畅通，便于诊察脉象。

（3）诊脉指法　是指医生诊脉的操作方法，正确运用指法可以获取比较丰富的脉象信息。

1）布指　医生和患者应侧向而坐，医生用左手切按患者的右手寸口脉，用右手切按患者的左手寸口脉，称为"左右交诊"。布指时，医生先以中指按在患者掌后高骨（桡骨茎突）内侧的桡动脉处，称为"中指定关"，然后用食指在关前（远心端）定寸，用无名指按在关后（近心端）定尺，则布指完毕。

2）调指　布指后要作适当的调整，其内容有三。其一，疏密适当。三指的疏密要与患者手臂长短及医生的手指粗细相适应，患者的手臂长或医者手指较细者，布指宜疏，反之宜密。其二，三指平齐。诊脉者的手指略呈弓形倾斜，指端要调整平齐，使三指均按压在患者的桡动脉之上。其三，指目候脉。诊脉手指与受诊者体表45°左右为宜，以使其指目紧贴于脉搏搏动处。

3）运指　是指切脉时运用指力的轻重、挪移及布指变化以体察脉象，常用的指法有举、按、寻、循、推、总按、单诊等。

举、按、寻法：举法，是医生用较轻的指力按在寸口脉搏跳动部位以体察脉象，用举的指法取脉称为"浮取"。按法，是医生指力较重，甚至按到筋骨以体察脉象，用按的指法取脉称为"沉取"。寻法，是医生指力适中，按至肌肉以体察脉象，用寻的指法取脉称为"中取"。

总按、单诊法：总按，即用三指同时用力诊脉的方法，从总体上辨别寸关尺三部和左右两手脉象的形态、脉位的浮沉等。单诊，用一个手指诊察一部脉象的方法。主要用于分别了解寸、关、尺各部脉象的形态特征。

4）平息　是要求医者在诊脉时保持呼吸调匀，清心宁神，以自己的呼吸计算患者的脉率。

（二）正常脉象

1. 正常脉象的特点

正常脉象也称为平脉、常脉，是指正常人在生理条件下出现的脉象，既具有基本的特点，又有一定的变化规律和范围，而不是固定不变的某种脉象。正常脉象的特点是三部有脉，不浮不沉，不快不慢，一吸四五至（成年人每分钟60~80次），不大不小，从容和缓，节律一致，尺部沉取有一定的力量，并随生理活动、气候、季节和环境的不同而有相应变化。古人将脉象的特点概括称为"有胃""有神""有根"。诊胃气可了解脾胃功能的盛衰及气血盈亏；诊脉神之有无，可判断脏腑功能和精气之盛衰，对临床诊病辨证有重要意义；脉之有根、无根主要说明肾气的盛衰。

2. 正常脉象的生理变异

（1）四季气候　人类生活在大自然中，外界环境的各种变化，时时影响着机体的生理活动。人体为了适应自然的生理性调节，也往往反映在脉象上，即形成了与气候相应的四季脉象。

（2）地理环境　地理环境也能影响脉象，南方地处地下，气候偏温，空气湿润，人体腠理疏松，脉象多细软或略数；北方地势高峻，气候偏寒，空气干燥，人体肌腠紧缩，故脉多表现沉象。

（3）性别　性别不同，体质不同，而脉象各异。一般来说，女性的脉势较男性的脉势弱，且至数稍快，脉形较细小。

（4）年龄　健康人的脉象，随年龄的增长而产生各种变异。3岁以内的小儿，一息七八至为平脉；5～6岁的小儿，一息六至为平脉；青年人的脉象较大且有力，老年人脉象多弦。所以，滑、弦都可以是相应年龄组的平脉。

（5）体质　肥胖者脉多沉细，消瘦者脉较浮大；身材高大者脉象较长，矮小者脉象较短。凡人体常见六脉沉细同等，而无病象者为"六阴脉"；凡人体常见六脉洪大同等，而无病象者为"六阳脉"。

（6）脉位变异　有的人脉不见于寸口部位，而见于关后的（寸口部的背侧）者，称为反关脉；若寸口部无脉，脉从尺部斜向虎口腕侧者，称为斜飞脉。这是个别人桡动脉位置异常所致，不作病脉论。

（7）其他　情志、劳逸、饮食、昼夜变化等都对脉象有所影响。

（三）病理脉象

病理脉象是相对正常脉象而言，凡脉象异于平脉者均属病理脉象，简称病脉。

1. 常见病理脉象

（1）浮脉

脉象特征：轻取即得，重按反减；举之有余，按之不足。

临床意义：一般主表证。亦见于虚阳外越证。

相类脉

1）散脉　浮大无根，应指散漫，按之似无，常伴节律不齐或脉力不匀。"散似杨花无定踪"，为元气耗散，脏腑精气欲绝，病情危重的征象。

2）芤脉　浮大中空，按之如葱管，应指浮大而软，按之上下或两边实而中间空。多因突然失血过多，血量骤然减少，营血不足，无以充脉。

（2）沉脉

脉象特征：轻取不应，重按始得；举之不足，按之有余。

临床意义：主里证，有力为里实，无力为里虚。亦可见于正常人。

相类脉

1）伏脉　伏为深沉与伏匿之象，脉动部位比沉脉更深，需重按着骨始可应指，甚至伏而不现。常见于邪闭、厥病和痛极的患者。

2）牢脉　脉形沉而实大弦长，轻取中取均不应，沉取始得，坚着不移，即沉弦实脉。由阴寒内积，阳气沉潜所致，多见于阴寒内盛之疝气、癥之实证。

（3）迟脉

脉象特征：脉来缓慢，一息脉动不足4至（1分钟不满60次）。

临床意义：多主寒证。亦可见于邪热结聚的里实证。

相类脉

缓脉，一息四至，来去缓怠。多见于湿病，脾胃虚弱，亦可见于正常人。

（4）数脉

脉象特征：脉来急促，1息5～6至（每分钟90次以上）。

临床意义：多主热证。亦可见于虚证。

相类脉

疾脉，一息7至以上为疾脉。疾而有力，多见于阳亢无制，真阴垂绝之候，疾而虚弱为阳气将绝之征。

（5）虚脉

脉象特征：举之无力，按之空豁，应指松软，是一切无力脉的总称。包括两类：一是宽大无力类，如芤、散脉；二是细小无力类，如濡、弱、微脉。

临床意义：主虚证。多为气血两虚。

相类脉

1）弱脉　软而沉细的脉。切脉时沉取方得，细而无力。主阳气虚衰及气血俱衰，血虚则脉道不充，阳气虚则脉搏无力，多见于久病虚弱之体。

2）微脉　极细极软，按之欲绝，若有若无。多为阴阳气血虚甚，鼓动无力所致。久病见之为正气将绝，新病见之为阳气暴脱。

（6）实脉

脉象特征：脉来充盛有力，其势来盛去亦盛，应指幅幅，举按皆然，为一切有力脉的总称。

临床意义：主实证，亦可见于常人。

（7）洪脉

脉象特征：脉形宽大，来盛去衰，来大去长，应指浮大而有力，滔滔满指，呈波涛汹涌之势。

临床意义：多见于阳明气分热盛，亦主邪盛正衰。

此外，夏令阳气亢盛，脉象稍现洪大，为夏令之平脉。

相类脉

大脉，指脉体宽大，但无脉来汹涌之势。可见于健康人，其特点为脉大而和缓、从容，寸口三部皆大，为体魄健壮之征象。疾病时出现脉大，提示病情加重。脉大而数实为邪实；脉大而无力则为正虚。

（8）细脉

脉象特征：脉细如线，应指明显，切脉指感为脉道狭小，细直而软，按之不绝。

临床意义：主阴血亏虚；又主伤寒、痛甚及湿邪为病。

（9）长脉

脉象特征：脉动应指的范围超过寸、关、尺三部，脉体较长。向前超逾寸部至鱼际者称为溢脉，向后超逾尺部者又称履脉。

临床意义：主阳证、实证、热证。亦可见于平人。

（10）短脉

脉象特征：脉动应指范围不足本位，只出现在寸或关部，尺脉常不显。

临床意义：主气病。短而有力为气郁，无力为气虚。

（11）滑脉

脉象特征：往来流利，如盘走珠，应指圆滑，往来之间有一种回旋前进的感觉，可以理解为流利脉。

临床意义：主痰饮、食滞、实热等病证。还是青壮年的常脉，妇人的孕脉。

相类脉

动脉　多见于关部，具有滑、数、短三种脉象的特征。《脉经》云："动脉见于关上，无头尾，大如豆，厥厥然动摇。"常见于惊恐、疼痛等症。惊则气乱，痛则气结，皆属阴阳相搏之候。

（12）涩脉

脉象特征：形细而行迟，往来艰涩不畅，脉律与脉力不匀，应指如轻刀刮竹，故可理解为不流利脉。

临床意义：主伤精、血少、痰食内停、气滞血瘀等证。

（13）弦脉

脉象特征：端直以长，如按琴弦。切脉应指有挺直和劲急感，故曰"从中直过""挺然于指下"。临床上弦脉的程度随病情而变化，平人脉弦则"轻虚以滑，端直以长"；病轻者"如按琴弦"；病重者"如张弓弦"；若见脉象"如循刀刃"而有锐利坚劲指感，为无胃气的真脏脉。

临床意义：主肝胆病，疼痛，痰饮等。亦见于老年健康者。

相类脉

1）紧脉　脉形紧急，如牵绳转索，或按之左右弹指。紧脉指感比弦脉更加绷急有力。多见于风寒搏结的实寒证，诸痛和宿食内阻等。

2）革脉　浮而搏指，中空外坚，如按鼓皮。脉形如弦，按之中空，与芤脉浮虚而软有所不同。多见于亡血、失精、半产、漏下等病证。

（14）濡脉

脉象特征：浮而细软，应指少力，如絮浮水，轻手相得，重按不显，又称软脉。

临床意义：主诸虚或湿困。

（15）促脉

脉象特征：脉率较速，间有不规则的歇止。

临床意义：多见于阳盛实热、气血痰食停滞，亦见于脏气衰败。

（16）结脉

脉象特征：脉率比较缓慢而有不规则的歇止。脉象以脉率慢、节律不齐为主要特征。

临床意义：多见于阴盛气结、寒痰血瘀，亦可见于气血虚衰等证。

（17）代脉

脉象特征：有规律的歇止脉，可伴有脉之形态变化。

临床意义：见于脏气衰微，疼痛、惊恐、跌仆损伤。

临床常见病脉的脉象和主病归类如表5-2。

表5-2　常见病脉归类简表

脉纲	共性	脉名	脉象	主病
浮脉类	轻取即得	浮	举之有余，按之不足	表证，亦见于虚阳浮越证
		洪	脉开阔大，来盛去衰	热盛
		濡	浮细而软	虚证，湿
		散	浮大无力	元气耗散，脏气将绝
		芤	浮大中空，如按葱管	失血，伤阴
		革	浮而搏指，中空边坚	亡血、失精、半产、崩漏
沉脉类	重按始得	沉	轻取不应，重按始得	里证
		伏	重按推至筋骨如得	邪闭、厥证、痛极
		弱	极软而沉细	气血两虚
		牢	沉按实大弦长	阴寒内积，疝气、癥瘕
迟脉类	一息不足四至	迟	一息不足四至	寒证，亦见于邪热积聚
		缓	一息四至，脉来怠缓	脾虚，湿证
		涩	往来艰涩，迟滞不畅	精伤、血少；气滞、血瘀
		结	迟而时一止，止无定数	阴盛气结、寒痰血瘀、气血虚衰
数脉类	一息五至以上	数	一息五至以上	热证，亦主里虚证
		疾	脉来急数，一息七八至	阳极阴竭，元气将脱
		促	数而时一止，止无定数	阳热亢盛，瘀滞，痰食停积
		动	脉短如豆，滑数有力	疼痛，惊恐
虚脉类	应指无力	虚	举按无力，软而空豁	气血两虚
		细	脉细如线，应指明显	气血俱虚，诸虚劳损，主湿
		微	极细极软，似有似无	阴阳气血诸虚，阳气暴脱
		代	迟而中止，止有定数	脏气衰、风、痛、跌仆损伤
		短	首尾俱短，不及本部	有力主气郁，无力主气损
实脉类	应指有力	实	举按皆大而有力	实证、平人
		滑	往来流利，应指圆滑	痰饮、食滞、实热、青壮年、孕妇
		弦	端直以长，如按琴弦	肝胆病、诸痛、痰饮、老年健康者
		紧	脉紧张有力，状如转索	寒证、疼痛、宿食
		长	首尾端直，超过本位	阳气有余、热证、阳证、实证、平人
		大	脉体宽大，无汹涌势	健康人；病进

2. 相兼脉、真脏脉及主病

（1）相兼脉 凡是由两种或两种以上的单因素脉同时出现，复合构成的脉象即称为"相兼脉"，或称为"复合脉"。一般根据组成相兼脉的单因素脉的数目，又可以分为二合脉（如浮数脉），三合脉（如沉细数脉），四合脉（如浮数滑实脉）等。在二十八脉中，有的脉象属于单因素脉，如浮、沉、迟、数、长、短、大、细等脉便属此类；而有些脉本身就是由几种单因素脉合成的，如弱脉是由沉、细、虚三种因素合成；濡脉是由浮、细、虚三种因素合成；动脉由滑、数、短三者合成；牢脉由沉、实、大、弦、长五种合成。

除脉象在位、数、形、势的特征上完全相反的脉之外，其他单因素脉均可随病情的变化相兼组合而成。相兼脉象的主病，是组成该相兼脉象的各单因素脉象主病的综合。现将临床常见的相兼脉及其主病列举如下。

浮紧脉：主外感寒邪之表寒证，或风寒痹证疼痛。

浮缓脉：主风邪伤卫，营卫不和的太阳中风证。

浮数脉：主风热袭表的表热证。

浮滑脉：主表证夹痰，常见于素体多痰湿而又感受外邪者。

沉迟脉：主里寒证。

沉弦脉：主肝郁气滞，或水饮内停。

沉涩脉：主血瘀，尤常见于阳虚而寒凝血瘀者。

沉缓脉：主脾肾阳虚，水湿停留诸证。

沉细数脉：主阴虚内热或血虚。

弦紧脉：主寒主痛，常见于寒滞肝脉，或肝郁气滞，两胁作痛等病证。

弦数脉：主肝郁化火或肝胆湿热、肝阳上亢。

弦滑数脉：多见于肝火夹痰，肝胆湿热或肝阳上扰，痰火内蕴等证。

弦细脉：主肝肾阴虚或血虚肝郁，或肝郁脾虚等证。

滑数脉：主痰热、湿热或食积内热。

洪数脉：主气分热盛，多见于外感热病。

（2）真脏脉

真脏脉是在疾病重危期出现的五脏真气败露的脉象，为病邪深重，元气衰竭，胃气已败的征象，又称"败脉""绝脉""死脉""怪脉"。真脏脉的特点是无胃、无神、无根，根据真脏脉的主要形态特征，包括釜沸脉、鱼翔脉、虾游脉、屋漏脉、雀啄脉、解索脉、弹石脉等。

（四）妇人脉和小儿脉

1. 妇人脉 妇人有经、孕、产、育等特殊的生理活动和病变，因而其脉诊亦有一定的特殊性。

（1）诊月经脉 妇人左关、尺脉忽洪大于右手，且口不苦，身不热，腹不胀，是月经将至之征。若妇人寸关脉调和，而尺脉弱或细涩者，多为月经不调。妇人闭经，尺脉虚而细涩者，多为精血亏少之虚闭；如尺脉弦涩者，多为气滞血瘀的实闭；若脉象弦滑者，多为痰湿阻于胞宫。

（2）诊妊娠脉　已婚妇女，平时月经正常，突然停经，脉来滑数冲和，兼饮食偏嗜者，多为妊娠之证。《素问·阴阳别论》说："阴搏阳别，谓之有子。"《素问·平人气象论》说："妇人手少阴脉动甚者，妊于也。"指出妇人两尺脉搏动强于寸脉或左寸脉滑说动甚者，均为妊娠之征。尺脉候肾，胞宫系于肾，妊娠后胎气鼓动，故两尺脉滑数搏指，异于寸部脉者为有孕之征。此两说可供临床参考。

2. 小儿脉

诊小儿脉在《黄帝内经》已有记载，自后世医家提出望小儿食指络脉的诊法以后，对于3岁以内的婴幼儿，往往以望食指络脉代替脉诊。诊小儿脉多用一指总候三部的诊法，即"一指定三关"。小儿平脉至数，因年龄不同而异，多为一息5～8至。小儿脉象一般只诊浮沉、迟数、强弱、缓紧，以辨别阴阳、表里、寒热、邪正盛衰。一般数为热证，迟为寒证；浮数为阳证，沉迟为阴证；脉之强弱可测虚实，脉之缓紧可测邪正；脉沉滑为食积，脉浮滑为风痰；紧脉主寒证，缓脉主湿证；脉体大小不齐多为食滞。

二、按诊

按诊，是医生用手直接触摸按压患者的手足、胸腹、肌肤等部位，以了解局部冷热、润燥、软硬、压痛、肿块或其他异常变化，从而推断疾病部位、性质和病情轻重等情况的一种诊病方法。按诊是切诊的重要组成部分，在辨证中起着至关重要的作用。

（一）按胸胁

按胸胁主要诊查心、肺、肝的病变。前胸高起，叩之膨膨然，其音清者，多为肺胀，胸胁按之胀痛者，多为痰热气结或水饮内停；胁下肿块，多属气滞血瘀；疟疾日久，左胁下可触及痞块，按之硬者，为疟母。

（二）按虚里

虚里位于左乳下心尖搏动处，反应宗气的盛衰。若微动不显，多为宗气内虚；弱动而应衣，为宗气外泄；若按之弹手，洪大而搏或绝而不应者是心气衰竭，为危重之象；"其动欲绝"而无死候者，多为痰饮。

（三）按脘腹

主要了解有无压痛及包块。腹部疼痛，按之痛减，局部柔软者为虚证；按之痛剧，局部柔软者为虚证；按之痛剧，局部坚硬者为实证。右少腹疼痛而拒按为肠痈。腹中包块固定不移，痛有定处，按之有形者，称为积，病在血分；若包块往来不定，痛无定处，聚散无常者，称为聚，病在气分。肌肤包块，起伏聚散，往来不定，按之指下蠕动者多为虫积。

（四）按肌肤

按肌肤主要了解寒热、润燥、肿胀等内容。肌肤灼热为热证；冰冷为寒证；湿润多为汗出或津液未伤；干燥者多为无汗或者津液已伤；肌肤甲错，为内有瘀血；按之凹陷，应手而起者，为气肿，不能即起者为水肿。

（五）按手足

按手足的冷暖，可判断阳气的盛衰。手足俱冷者属寒证，多为阳虚或阴盛；手足俱热者属热证，多为阴虚或阳盛；手足心热甚于手足背者，多为内伤发热。

（六）按腧穴

通过按压某些特定腧穴以判断脏腑的病变。如肺病按肺俞、中府；心病按心俞、膻中；胆病按胆俞、日月；膀胱病按膀胱俞、中极；小肠病按小肠俞、关元；大肠病按大肠俞、天枢。此外，指压某些腧穴还可以辅助诊断，如双侧胆俞压痛可见胆道蛔虫腹痛，指压双侧阑尾穴可诊断阑尾炎等。

第六章　中医学辨证观

第一节　八纲辨证

扫一扫看课件

　　八纲，就是表、里、寒、热、虚、实、阴、阳证候归类的八个纲领。

　　八纲辨证，是指运用八纲对四诊所收集的各种病情资料，进行分析、归纳，从而辨别疾病现阶段病位深浅、疾病性质寒热、邪正斗争盛衰和病证类别阴阳的方法。是用于分析疾病共性的一种辨证方法，是其他辨证方法的基础，在诊断过程中能起到执简驭繁、提纲挈领的作用。

一、八纲基本证

扫一扫看课件

（一）表里辨证

　　表里，是辨别病变部位内外、深浅的两个纲领。

　　1. 表证　表证是指六淫、疫疠等邪气，经皮毛、口鼻侵入机体的初级阶段，正气抗邪于肌表，以新起恶寒发热为主要表现的证。

　　【临床表现】新起恶风寒，或恶寒发热，头身疼痛，喷嚏，鼻塞，流涕，咽喉痒痛，微有咳嗽、气喘，舌淡红，苔薄，脉浮。

　　【辨证要点】感受外邪，为外感初起；以恶寒发热并见为必有症状。

　　【治法与方剂】治法采用辛凉解表、辛温解表、扶正解表等方法。代表性方剂如麻黄汤、桂枝汤、银翘散、败毒散等。

　　2. 里证　里证是指病变部位在内，脏腑、气血、骨髓受病，以脏腑受损或功能失调症状为主要表现的证。

【临床表现】里证包括的范围非常广泛，临床表现多种多样，常见的有：咳嗽、胸痛、腹痛腹泻、壮热神昏等。且没有恶风恶寒，脉象不浮，多有舌象改变。但其基本特点是以脏腑的证候表现为主，具体内容详见脏腑辨证。

【辨证要点】病位在里，邪已深入于内。出现如以上所举例类似的里证的一些症状。

【治法与方剂】里证较为复杂，八法均可根据辨证结果进行选择，如里实证用大承气，里虚证用八珍汤，里热证用白虎汤，里寒证用附子理中汤等。

3. 半表半里证 半表半里证，是病变既非完全在表，又未完全入里，而处于半表半里的证候。

【临床表现】寒热往来，胸胁苦满，神情默默，不欲饮食，心烦喜呕，口苦，咽干，目眩，脉弦。

【辨证要点】必见寒热往来之症，兼见胸胁苦满、口苦、咽干、目眩、脉弦等症状。

【治法与方剂】治法采用和法。代表性方剂如小柴胡汤、大柴胡汤等。

4. 表证与里证的鉴别 表证、半表半里证与里证的辨别，主要以审查寒热症状特点、脏腑症状是否突出及舌象、脉象等的变化为鉴别要点。此外，尚可参考起病的缓急、病情的轻重及病程的长短等（表 6-1）。

表 6-1 表证、半表半里证与里证的鉴别要点

鉴别要点	表证	半表半里证	里证
寒热	恶寒发热	寒热往来	但热不寒或但寒不热
脏腑症状	不明显	胸胁苦满等	明显
舌象	变化不明显	变化不明显	多有变化
脉象	浮脉	弦脉	沉脉或其他脉象

（二）寒热辨证

寒、热是辨别疾病性质的两个纲领。

1. 寒证 寒证，是感受寒邪，或阳虚阴盛，导致机体的功能活动衰退所表现的具有冷、凉特点的证候。有实寒和虚寒之分。

扫一扫看课件

【临床表现】恶寒喜暖，手足冷凉，口淡不渴，或渴喜热饮，面色苍白，蜷卧喜静，冷痛喜温，痰涕涎液澄澈清冷，小便清长，大便稀溏，舌质浅淡或青紫，舌苔白滑，脉紧或迟等。

【辨证要点】阳气不足或阴盛伤阳为其主要特点，脏腑功能低下，肌体失去温煦为主要临床表现。

【治法与方剂】寒证治法总体采用温法，代表性方剂如理中丸、四逆汤等。

2. 热证 热证，是感受热邪，或阴虚阳亢，致使机体的功能活动亢进所表现的具有温、热特点的证候。

【临床表现】发热或恶热，手足温，口渴，面赤或颧红，烦躁不宁，小便黄短，大便燥结，舌红少津，脉数等。

【辨证要点】以阳热亢盛或阴虚内热为主要特点，以脏腑功能亢奋，热盛津伤为主要临床表现。

【治法与方剂】主要采用清法进行治疗。代表性方剂如清气分热用白虎汤，清热解毒用黄连解毒汤，清脏腑热根据具体证采用导赤散、龙胆泻肝汤、泻白散等，清虚热用青蒿鳖甲汤等。

3. 寒证与热证的鉴别 寒证与热证，是机体阴阳偏盛偏衰的反映，寒证的临床表现以"冷、白、稀、润、静"等为特点，热证的临床表现以"热、红（黄）、稠、干、动"等为特点（表6-2）。

表6-2　寒证与热证的鉴别要点

鉴别要点	寒证	热证
寒热喜恶	恶寒喜暖	恶热喜凉
四肢	冷	热
口渴	不渴	渴喜冷饮
面色	白	红
大便	稀溏	干结
小便	清长	短黄
舌象	舌淡苔白润	舌红苔黄燥
脉象	迟或紧	数

（三）虚实辨证

虚实是辨别邪正盛衰的两个纲领。

1. 虚证 虚证是指人体阴阳、气血、津液、精髓等正气亏虚，以"不足、松弛、衰退"为主要症状特征的证。其基本病理为正气亏虚、邪气不著。

【临床表现】由于人体阴阳、气血、津液、精髓等受损程度的不同及其所影响脏腑的差异，虚证的表现也各有不同。虚证的临床表现主要有：乏力气短自汗出，纳少声低脉无力（气虚）；畏寒肢冷二便清，神疲脉迟舌淡胖（阳虚）；眩晕心悸面黄白，肢麻舌淡脉细弱（血虚）；眩晕失眠舌面红，身热盗汗脉细弱（阴虚）。

【辨证要点】正气虚弱（矛盾主要方面），邪气不盛，邪正交争不剧烈。

【治法与方剂】虚证主要采用补法，又包括补气、补血、补阴、补阳等多方面，需根据具体辨证情况进行选择如四君子汤、四物汤、六味地黄丸、肾气丸等补益剂。

2. 实证　实证是指人体感受外邪，或疾病过程中阴阳气血失调，体内病理产物蓄积，以"有余、亢盛、停聚"为主要症状特征的证。其基本病理为邪气盛实、正气不虚。

【临床表现】由于感邪性质与病理产物的不同，以及病邪侵袭、停积部位的差别，实证的表现也各不相同，同样难以全面概括。根据所感邪气性质不同，临床表现亦有差异，如热邪盛则表现实热证候，寒邪盛则表现实寒证候，痰湿盛则表现痰涎壅盛证候。

【辨证要点】邪盛正不虚，邪正交争；病邪性质各异，症状表现多端。

【治法与方剂】根据具体辨证的具体情况进行治法的选择，如表实证采用麻黄汤，里实热证选用白虎汤等。

3. 虚证与实证的鉴别　虚证与实证主要可从病程、体质、症状及舌脉的特点等方面加以鉴别（表 6-3）。

表 6-3　虚证与实证的鉴别要点

鉴别要点	虚证	实证
病程	较长（久病）	较短（新病）
体质	多虚弱	多壮实
精神	多萎靡	多亢奋
声息	声低息微	声高气粗
疼痛	喜按	拒按
胸腹胀满	按之不痛，胀满时减	按之疼痛，胀满不减
发热	多为潮热、微热	多为高热
恶寒	畏寒，添衣近火得温可减	恶寒，添衣近火得温不减
舌象	舌质嫩，苔少或无	舌质老，苔厚
脉象	无力	有力

（四）阴阳辨证

阴阳是归类病证类别的两个纲领。

阴证与阳证，根据阴阳学说中阴与阳的基本属性，临床上凡见兴奋、躁动、亢进、明亮等表现，以及症状表现于外的、向上的、容易发现的，或病邪性质为阳邪致病、病情变化较快的表证、热证、实证，一般归属于阳证。凡见抑制、沉静、衰退、晦暗等到表现，以及症状表现于内的、向下的、不易发现的，或病邪性质为阴邪致病、病情变化较慢的里证、寒证、虚证，一般归属于阴证。

阴阳二纲可以统帅其他六纲而成为八纲的总纲（见表 6-4）。

表6-4　八纲证候鉴别表

证别		概念	临床表现
阳证	表证	外邪犯表，病变首先反映在身体浅层而以恶寒发热为主症的证候	新起恶风寒，或恶寒发热，头身疼痛，喷嚏、鼻塞，流涕，咽喉痒痛，微有咳嗽、气喘，舌淡红，苔薄，脉浮
	热证	阳热盛而阴液亏，机体功能亢进所产的证候	发热或恶热，手足温，口渴，面赤或颧红，烦躁不宁，小便黄短，大便燥结，舌红少津，脉数等
	实证	新病急病，邪气亢盛所产生的有余、亢盛、停聚的证候	身热、面赤、烦躁，甚则神昏谵语，呼吸喘粗，胸闷不适，痰涎壅盛，腹胀痛拒按，大便秘结，小便不利，舌质苍老、苔厚，脉实等
阴证	里证	病变在身体深层，脏腑气血受病所反映的证候	里证包括的范围非常广泛，临床表现多种多样，但其基本特点是以脏腑的证候表现为主，具体内容详见脏腑辨证
	寒证	阴寒盛而阳气虚，机体功能衰退所产生的证候	恶寒喜暖，手足冷凉，口淡不渴，或渴喜热饮，面色苍白、蜷卧喜静，冷痛喜温，痰涕涎液澄澈清冷，小便清长、大便稀溏，舌质浅淡或青紫，舌苔白滑，脉紧或迟等
	虚证	慢性久病，正气虚衰所呈现的不足、松弛、衰退的证候	面色无华，精神萎靡，身倦无力，气短自汗，形寒肢冷，大便滑脱，小便失禁；或面色萎黄，手足心热，心烦心悸，盗汗，舌嫩无苔，脉细无力等

二、八纲证之间的关系

八纲证候间的相互关系，主要可归纳为证候相兼、证候错杂、证候真假和证候转化四个方面。

（一）证候相兼

广义的证候相兼，是指多种证的同时存在。此处所指为狭义的证候相兼，即在疾病某一阶段，出现不相对立的两组或两纲以上的证同时存在的情况。

证候相兼的原则是除对立两纲（如表和里、寒和热、虚和实）之外的其他任意三纲，均可组成相兼证候。经排列组合可形成表实寒证、表实热证、表虚寒证、表虚热证、里实寒证、里实热证、里虚寒证、里虚热证等八类证候。

（二）证候错杂

证候错杂是指在疾病某一阶段，八纲中相互对立的两纲病证同时并见，所表现的综合性证候。在证候错杂的证候中，矛盾着的双方都反映着疾病的本质，因而不可忽略。临床辨证当辨析疾病的标本缓急，因果主次，以便采取正确的治疗。八纲中表里寒热虚实的错杂关系，表现为表里同病、寒热错杂、虚实夹杂，临床辨证应对其进行综合考察。

（三）证候真假

证候真假指某些疾病的病情危重阶段，可以出现一些与疾病本质相反的"假象"，以掩盖病情的真象的证候。

1. 寒热真假

（1）真热假寒证　是指疾病的本质为热证，确出现某些"寒象"，又称"热极似寒"。如里热炽盛之人，除出现胸腹灼热、神昏谵语、口臭息粗等里实热证的典型表现外，有时会伴随出现四肢厥冷、脉沉迟等症。这是由于内热炽盛，阳气郁闭于内，不能布达于外而形成的。

（2）真寒假热证　是指疾病的本质为寒证，确出现某些"热象"，又称"寒极似热"。如阳气虚衰，阴寒内盛之人，除出现四肢厥冷、小便色清、大便质溏等里虚寒证的典型表现外，尚可出现自觉发热、面色红、神志躁扰不宁等症。这是由于阴寒内盛，逼阳于外，形成虚阳浮越的阴极似阳现象。

2. 虚实真假

（1）真实假虚证　病的本质是实证，大实之中反见虚羸现象的证候，称为真实假虚证。如实邪内盛之人，由于热结肠胃等原因，反而由于经络阻滞气血不通，见到一些神情默默、不愿多言、身体倦怠等症状，即属于本质属实，虚为假象。

（2）真虚假实证　病的本质为虚证，虚羸之中反见某些实盛现象的证候，称为真虚假实证。例如，正气亏虚较为严重者，却出现了腹满、腹胀、腹痛、脉弦等类似实证的假象。

（四）证候转化

疾病在发展过程中，八纲中相互对立的证候之间，在一定条件下，可以互易其位，相互转化成对立的另一纲证候，称为证候转化。八纲的证候转化包括表里出入、寒热转化、虚实转化三类。

1. 表里出入　在一定条件下，病邪从表入里，或由里透表，致使表里证候发生变化，称为表里出入。包括表证入里和里邪出表。

2. 寒热转化　寒证或热证，但在一定的条件下，相互转化，形成对应的证候，称为寒热转化。包括寒证化热和热证转寒。

3. 虚实转化　在疾病发展过程中，由于正邪力量对比的变化，致使虚证与实证相互转化，形成对应的证候，称为虚实转化。实证转虚临床常见，基本上是病情转变的一般规律；虚证转实临床少见，实际上常常是因虚而致实，形成虚实夹杂证。

第二节　脏腑辨证

脏腑辨证，是在认识脏腑生理功能、病理变化的基础上，将四诊所收集的症状、体征及有关病情资料，进行分析、归纳，从而判断疾病的部位、原因、性质、邪正盛衰情况的一种辨证方法。简言之，脏腑辨证即是以脏腑为纲，对疾病进行辨证。脏腑辨证是中医诊察、识别疾病证候的基本方法，亦是临床各科进行诊断的重要基础，在中医学辨证体系中占有突出的地位。中医辨证方法尽管很多，但无一不与脏腑密切相关，脏腑辨证既有利于对辨证思维的指导，也有利于对其他辨证方法的理解，它是中医临床各科辨证的基础。脏腑生理功能与病理变化是脏腑辨证的理论依据，本节包括心与小肠病辨证、肺与大肠病辨证、脾与胃病辨证、肝胆病辨证、肾与膀胱病辨证和脏腑兼病辨证。

一、心与小肠辨证

扫一扫看课件

心居胸中，心包络围护于外，为心主的宫城。其经脉下络小肠，两者相为表里，心主血脉，又主神明，开窍于舌。小肠分清泌浊，具有化物的功能。

心病以心主血脉的功能紊乱与心主神志的功能异常为主要病理变化，故心病常见症为心悸、怔忡、心烦、心痛、失眠多梦、口舌生疮、狂乱、神昏谵语、脉结代等。其中心病虚证由于损及气、血阴阳不同可见五种虚证，可归纳为两类。一类是心气虚、心阳虚与心阳暴脱证，三者是疾病不断发展过程中所表现的不同证候，既有区别又有联系，心气虚证是以心脏及全身功能活动衰弱为辨证要点；而心阳虚证是在心气虚证的基础上出现虚寒症状为要点；心阳暴脱证在临床上属于危重证候，是在心阳虚证的基础上出现亡阳症状为审证要点。另一类是心血虚证与心阴虚证，血属阴，阴血不足，心失所养，神不守舍，临床均可见有心悸怔忡、健忘、失眠多梦，心阴虚证伴有虚热症是两证的鉴别要点。心病实证包括心火亢盛证、痰蒙心神证、痰火扰神证。

小肠病以小肠泌别清泌浊功能失常为主要病理变化，常见症状为小便赤涩灼痛、尿血等，小肠病常见证候有小肠实热证。

（一）心气虚证

心气虚证是指由于心气不足，鼓动无力，表现以心悸为主症的虚弱证候。

【临床表现】心悸怔忡，胸闷气短，神疲乏力，动则诸症加剧，自汗，面色淡白，舌淡苔白，脉弱。

【辨证要点】以心悸与气虚症状并见为辨证要点。

【治法与方剂】补益心气。用养心汤（人参、党参、黄芪、桂枝、茯神、远志、小麦、炙甘草）。本方能补心益气安神。若心悸、失眠明显者，可加五味子、酸枣仁、柏子仁养心安神；胸闷憋痛、口唇发绀者；加檀香、桂枝、丹参以活血通络；心气虚进一步发展为心阳虚，可改用保元汤。心之气血，阴阳亏损者，用炙甘草汤，滋阴养血，益气温阳。

（二）心阳虚证

心阳虚证是由心阳虚衰，温运无力，虚寒内生所表现的证候。

【临床表现】心悸怔忡，心胸憋闷，或心痛，唇舌青紫，气短自汗，畏寒肢冷，面色㿠白，舌淡胖苔白滑，脉沉迟无力，或微细，或结代。

【辨证要点】以心悸怔忡，胸闷或心痛与阳虚见症为辨证要点。

【治法与方剂】温补心阳。用桂枝甘草汤（桂枝、甘草）合保元汤（人参、黄芪、肉桂、炙甘草）。两方合用，能温心阳，益心气。若阳虚寒凝心脉而心胸疼痛者，加川椒、吴茱萸、细辛、川乌温经祛寒止痛；阳虚水饮凌心者，与真武汤合用；心阳不足兼脾肾阳虚者，合用右归饮；心胸刺痛者，合丹参饮。

（三）心阳暴脱证

心阳暴脱证是心阳衰极，阳气暴脱所表现的亡阳证候。

【临床表现】在心阳虚证表现的基础上，更见突然冷汗淋漓，四肢厥冷，呼吸微弱，面色苍白，或胸痛暴作，面唇青灰，甚或神志模糊，昏迷不醒，舌淡或淡紫，脉微细欲绝。

【辨证要点】以心胸憋闷疼痛与亡阳见症为辨证要点。

【治法与方剂】回阳救逆。用四逆汤（附子、干姜、甘草）或参附汤（人参、附子）。四逆汤与参附汤是回阳救逆之要方。汗多不止，加龙骨、牡蛎、山茱萸、黄芪敛汗固脱；气阴俱伤，加生脉散大补气阴；喘脱者，加服黑锡丹、蛤蚧粉等。药后手足已温，必须中病即止，不可久服多服。

（四）心脉痹阻证

心脉痹阻证是由于血瘀、痰阻、寒凝、气滞而致心脉闭塞，不通则痛所表现的证候。

【临床表现】心脉痹阻证的共同症状是心悸怔忡，心胸憋闷作痛，痛引肩背或内臂，时痛时止。血瘀心脉者，痛如针刺，舌紫暗或见瘀斑瘀点，脉细涩或结代；痰阻心脉者，心胸闷痛，体胖痰多，身重困倦，舌苔白腻，脉沉滑；寒凝心脉者，突发剧痛，遇寒加重，得温痛减，畏寒肢冷，舌淡苔白，脉沉迟或沉紧；气滞心脉者，心胸胀痛，胁胀，善太息，脉弦。

【辨证要点】以心悸怔忡，心胸憋闷作痛，痛引肩背或内臂，时作时止为辨证要点。

【治法与方剂】活血通脉，宣痹止痛。血瘀心脉证：治宜活血化瘀，通脉止痛，血府逐瘀汤主之；痰阻心脉证：治宜温化痰浊，宣痹通阳，瓜蒌薤白半夏汤主之；寒凝心脉证：治宜祛寒活血，宣痹通阳，当归四逆汤主之；气滞心脉证：治宜疏调气机，和血通脉，柴胡疏肝散主之。

（五）心血虚证

心血虚证是心血不足，心失濡养所表现的证候。

【临床表现】心悸怔忡，失眠多梦，健忘，眩晕，面色淡白或萎黄，唇舌色淡，脉细或细弱。

【辨证要点】以心悸，失眠，健忘与血虚见症为辨证要点。

【治法与方剂】补血养心安神。用四物汤（当归、熟地黄、芍药、川芎）。四物汤补血调血，可加丹参、鸡血藤、墨旱莲等养血之品，以增补血养血之效；加酸枣仁、柏子仁、茯神、淮小麦等养心以安神。如兼心气虚，加人参、黄芪以补益心气；如兼心阴虚，加生地黄、麦冬、百合等滋阴养心；若兼见心动悸、脉结代者，宜合用炙甘草汤，益气养血，滋阴复脉。

（六）心阴虚证

心阴虚证是心阴亏虚，虚热内扰所表现的证候。

【临床表现】心悸怔忡，心烦，失眠多梦，健忘，五心烦热，潮热盗汗，颧红咽干，舌红少苔，脉细数。

【辨证要点】以心悸心烦，失眠多梦与阴虚见症为辨证要点。

【治法与方剂】滋阴养心安神。用天王补心丹（生地黄、天冬、麦冬、人参、丹参、玄参、茯苓、酸枣仁、柏子仁、当归、五味子、远志、桔梗）。本方滋润清热，养血安神。若心火旺者，加黄连、山栀以清心泻火；兼气虚者，加用太子参、黄精等增强益气养阴之功；兼心血虚者，加用熟地黄、阿胶、白芍以滋养阴血；心神不宁，难以入寐者，加龙齿、夜交藤以养心安神。

（七）心火亢盛证

心火亢盛证是心火炽盛，热扰心神所表现的证候。

【临床表现】心烦失眠，面赤口渴，尿黄便结，或生舌疮，腐烂疼痛，或吐血、衄血，或小便赤、涩、灼、痛，甚或狂躁，神昏谵语，舌尖红绛苔黄燥，脉数有力。

【辨证要点】以神志狂躁、舌疮、舌尖红与实热见症为辨证要点。

【治法与方剂】清心泻火。用泻心汤（黄连、黄芩、大黄）或合导赤散（生地黄、木通、竹叶、甘草梢）。泻心汤与导赤散合用，可增强清利火热之功。火盛者加栀子、连翘、牛黄、莲子心等以增清热之力；阴虚者加麦冬、芦根等；出血者加紫草、水牛角、牡丹皮等；失眠多梦加酸枣仁、百合；小便色赤、淋沥涩痛者，加小蓟、白茅根、车前子等。

（八）痰蒙心神证

痰蒙心神证是痰浊蒙蔽心神所致以神志失常为主的证候。

【临床表现】神识痴呆，精神抑郁，表情淡漠，喃喃自语，举止失常；或突然昏仆，不省人事，口吐涎沫，喉中痰鸣；或面色晦滞，脘闷恶心，意识模糊，甚则昏不知人，舌苔白腻，脉滑。

【辨证要点】以抑郁性精神失常与痰浊内盛见症为辨证要点。

【治法与方剂】涤痰开窍。涤痰汤（制南星、半夏、枳实、茯苓、橘红、人参、石菖蒲、竹茹、甘草）。本方由导痰汤与二陈汤化裁而成，具涤痰开窍之功。神识不清者，可加苏合香丸开窍醒神；肝郁气滞者，加香附、郁金以增理气解郁之力；脾气虚弱者，加白术、薏苡仁、山药等健脾化湿祛痰；痰郁化热者，加黄芩、竹沥、天竺黄等清化热痰。

（九）痰火扰神证

痰火扰神证是痰火内盛，扰乱心神，以神志失常为主的证候。

【临床表现】发热气粗，面红目赤，躁狂谵语，便秘尿黄，或胸闷，喉间痰鸣，痰黄稠，心烦失眠，甚则狂躁妄动，打人毁物，力逾常人，胡言乱语，哭笑无常，不避亲疏，舌红苔黄腻，脉滑数。

【辨证要点】外感病以高热，痰盛，神昏为要点；内伤病以心烦失眠，神志狂乱、苔腻脉滑为辨证要点。

【治法与方剂】涤痰泻火醒神。用礞石滚痰丸（大黄、黄芩、青礞石、沉香）。本方有泻火逐痰之功，可加胆星、天竺黄、石菖蒲、郁金等清热涤痰开窍；加麦冬、玄参、天冬等滋阴养心；加莲心、连翘、黄连、竹叶清心降火。如肝胆火盛，加用当归龙荟丸；大便不通、腹胀满者，可用承气汤治疗。

（十）小肠实热证

小肠实热证是心火下移小肠，导致小肠里热炽盛所表现的证候。

【临床表现】心烦失眠，面赤口渴，口舌生疮，溃烂灼痛，小便赤涩，尿道灼痛，尿血，舌红苔黄，脉数。

【辨证要点】以小便赤涩灼痛与心火炽盛见症为辨证要点。

【治法与方剂】清心利水养阴。用导赤散（生地黄、木通、竹叶、甘草梢）。本方能清心热，利小便，导热下行。若心火较盛，可加黄连、黄芩以清心泻火；小便不通，可加用车前子、赤茯苓以增强清热利水之功；口渴甚者，加用芦根、白茅根等生津利尿之药。血尿者，加墨旱莲、小蓟、仙鹤草等。

二、肺与大肠病辨证

肺居胸中，大肠位于腹中，两者互为表里。肺主气，司呼吸，朝百脉，主宣发肃降，通调水道，外合皮毛，开窍于鼻。大肠主传导，排泄糟粕。

肺病以呼吸功能障碍、水液输布失常、卫外功能失调及宣降失司等为主要病理变化，因病因病机不同，肺病病证有虚有实，无论虚实影响了肺的生理功能，在临床上多伴有咳痰之症。因此，掌握

扫一扫看课件

痰的形质特征，有利于肺病的辨证。肺病常见证候有肺气虚证、肺阴虚证、风寒束肺证、风热犯肺证、燥邪伤肺证、寒饮阻肺证、肺热炽盛证、痰热壅肺证等。

大肠以传导功能失常为主要病理变化，常见症状有便秘、泄泻、腹胀、腹痛、肠鸣矢气、里急后重等。大肠病常见证候有大肠湿热证、肠燥津亏证、虫积肠道证、大肠虚寒证等。

（一）肺气虚证

肺气虚证是肺气虚弱，卫表不固，宣降无力所表现的证候。

【临床表现】咳喘无力，少气不足以息，动则益甚，咯痰色白清稀，面色淡白，声低懒言，神疲体倦，自汗畏风，易于感冒，舌淡苔白，脉虚。

【辨证要点】以咳喘无力，咯痰清稀与气虚见症为辨证要点。

【治法与方剂】补益肺气。用补肺汤（党参、黄芪、熟地黄、五味子、紫菀、桑白皮）。本方有益气补肺之效，若痰多清稀者，可去桑白皮，加白术、茯苓、半夏、款冬花，以增强益气健脾、化痰止咳的功效。自汗甚者，加浮小麦、牡蛎、麻黄根等。

（二）肺阴虚证

肺阴虚证是肺阴亏损，虚热内生所表现的证候。

【临床表现】干咳无痰，或痰少而黏，不易咯出，甚至痰中带血，口燥咽干，声音嘶哑，形体消瘦，五心烦热，午后潮热，颧红盗汗，舌红少苔，脉细数。

【辨证要点】以干咳无痰或痰少而黏与阴虚见症为辨证要点。

【治法与方剂】滋阴润肺降火。用养阴清肺汤（生地黄、麦冬、玄参、贝母、牡丹皮、白芍、薄荷、甘草）。本方能养阴清肺，适用于肺阴虚证，可加百合、沙参、玉竹、天花粉、银耳等以增强养阴润肺作用。咳血者加白茅根、白及、仙鹤草、阿胶等；盗汗甚者加五味子、乌梅、浮小麦等；声音嘶哑者加木蝴蝶、胖大海等。

（三）风寒束肺证

风寒束肺证是风寒外袭肺脏，肺卫失宣所表现的证候。

【临床表现】咳嗽，气喘或哮喘，咯痰色白清稀，喉痒不适，微恶寒发热，鼻塞流清涕，身痛无汗，舌苔薄白，脉浮紧。

【辨证要点】以咳嗽气喘，痰白清稀加上风寒表证为辨证要点。

【治法与方剂】宣肺散寒，止咳化痰。用三拗汤（麻黄、杏仁、甘草）。止嗽散（桔梗、荆芥、紫菀、百部、白前、陈皮、甘草）。两方合用，宣肺散寒止咳，兼有恶寒发热者，加桂枝、防风等辛温解表。若夹痰湿，咳而痰黏胸闷，加半夏、厚朴、茯苓以燥湿化痰，若热为寒遏，口渴，心烦或身热，加石膏、桑白皮、黄芩以解表清里。

（四）风热犯肺证

风热犯肺证是风热外袭肺脏，肺卫失宣所表现的证候。

【临床表现】咳嗽，咯痰黄稠，发热微恶风寒，头痛肢酸，鼻塞流浊黄涕，口干咽痛，舌尖红苔薄黄，脉浮数。

【辨证要点】以咳嗽，咯痰黄加上风热表证为辨证要点。

【治法与方剂】疏散风热，宣肺止咳。用桑菊饮（桑叶、菊花、连翘、薄荷、杏仁、桔梗、苇根、甘草）。本方为辛凉轻剂，能疏风清热，宣肺止咳。若肺中热甚，咳嗽痰黄者，加黄芩、桑白皮；发热重者，加银花、荆芥；口渴者，加天花粉、南沙参、北沙参；咽喉痛甚者，加板蓝根、牛蒡子等。

（五）燥邪伤肺证

燥邪伤肺证是指燥邪外袭肺脏，肺失清润所表现的证候。

【临床表现】干咳无痰，或痰少难咯，甚则痰中带血或胸痛，唇、舌、鼻、咽干燥，尿少便干，轻微发热恶寒，头身酸痛，舌尖红苔薄而干，脉浮细。

【辨证要点】以干咳少痰，口鼻干燥加上轻微表证为辨证要点。

【治法与方剂】凉燥宜疏散风寒，润肺止咳。温燥宜疏风清热，清肺润燥。凉燥选用杏苏散（苏叶、杏仁、半夏、茯苓、陈皮、前胡、桔梗、枳壳、甘草、生姜、大枣）。本方能轻宣凉燥。若恶寒甚者，加荆芥、防风以散寒解表；咳嗽甚者加紫菀、款冬、百部等以温润止咳；口咽干燥者加玉竹、麦冬、生地黄等益津润肺。温燥选用桑杏汤（桑叶、杏仁、沙参、象贝、香豉、栀皮、梨皮）。清燥救肺汤（桑叶、石膏、甘草、杏仁、胡麻仁、阿胶、麦冬、人参、枇杷叶）。本证之轻证用桑杏汤，重证用清燥救肺汤。清燥救肺汤以养阴润肺为胜，适用于燥热伤肺之里热阴虚者。桑杏汤以疏散风热为强，适用于燥邪伤肺见表症者。若有发热、头痛等风热表证者，加金银花、连翘；痰中带血者，加白茅根、茜草、藕节。

（六）寒饮阻肺证

寒饮阻肺证是寒邪与痰饮结合壅阻于肺，导致肺失宣降所表现的证候。

【临床表现】咳喘，咯痰量多色白清稀，甚则哮喘痰鸣，背心寒冷，胸中窒闷，形寒肢冷，口淡不渴，舌淡胖苔白滑，脉沉紧或弦滑。

【辨证要点】以咳喘哮鸣，咯痰量多清稀与实寒见症为辨证要点。

【治法与方剂】温肺化饮。用小青龙汤（麻黄、芍药、细辛、干姜、桂枝、半夏、五味子、甘草）。小青龙汤辛散温化，开中有合，宣中有降，是治外感风寒、水饮内停的主方。若外寒较轻，可去桂枝，麻黄改蜜炙；兼烦躁等热象者，可加石膏以清热除烦；喘甚者，加杏仁以利肺平喘。

（七）肺热炽盛证

肺热炽盛证是指邪热壅肺，肺失宣降所表现的证候。

【临床表现】咳嗽喘急，甚则鼻扇气灼，面赤气粗，发热烦渴，口鼻干燥，胸痛汗多，咽喉肿痛，尿黄便秘，舌红苔黄燥，脉洪数有力。

【辨证要点】以咳喘气急，咽喉肿痛与里实热证为辨证要点。

【治法与方剂】清热化痰，止咳平喘。用麻杏石甘汤（麻黄、杏仁、石膏、甘草）。热邪内盛者，可加鱼腥草、金银花、葶苈子等；口渴甚者，加天花粉、芦根、南沙参；咳吐脓血者，多为肺痈，可用千金苇茎汤加金荞麦、鱼腥草等；咯血者，加白茅根、藕节等。

（八）大肠湿热证

大肠湿热证是湿热蕴结大肠，致大肠传导功能失常所表现的证候。

【临床表现】下痢脓血黏液便，或暴泻而见黄褐臭秽稀便，腹痛，里急后重，肛门灼热，小便短赤，或发热烦渴，舌红苔黄腻，脉滑数。

【辨证要点】以下痢脓血黏液或暴泻，腹痛，里急后重与湿热证为辨证要点。

【治法与方剂】清热燥湿，调气和血。用芍药汤（芍药、当归、黄连、槟榔、木香、大黄、黄芩、官桂、甘草）或葛根芩连汤（葛根、黄芩、黄连、甘草）。芍药汤适用于湿热痢疾，葛根芩连汤适用于湿热泄泻。如热毒盛者，下痢赤多白少或纯下赤冻，用白头翁汤；痢疾初起兼有表证加荆芥、防风。夹食滞者加神曲、谷芽、麦芽、莱菔子。

（九）肠燥津亏证

肠燥津亏证是大肠津液亏虚，肠失濡润所表现的证候。

【临床表现】大便干结难解，数日一行，口燥咽干，或伴头晕，口臭，嗳气，腹胀，舌红少津苔黄燥，【临床表现】脉细涩。

【辨证要点】以慢性便秘与津亏见症为辨证要点。

【治法与方剂】生津润肠通便。用增液汤（玄参、麦冬、生地黄）。增液汤能生津润肠，用药剂量宜重。若药后大便仍不下者，可加生大黄、芒硝以清热泻下；若兼气虚者，可加人参或太子参，以益气生津。

三、脾与胃病辨证

脾与胃同居中焦，经脉互为络属，具有表里的关系。脾主运化，主统血，主升清，主肌肉四肢，开窍于口，其华在唇，喜燥恶湿。胃为水谷之海，主受纳，腐熟水谷，以降为顺，喜润恶燥。

脾病以运化功能失常，致水谷、津液失运，则气血化源不足、

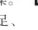

扫一扫看课件

生痰聚湿，以及脾不统血，清阳不升为主要病理变化，故常见症状有腹胀、腹痛、食少、纳呆、便溏、浮肿、慢性出血、内脏下垂等。脾病常见证候有脾气虚证、脾虚气陷证、脾阳虚证、脾不统血证、寒湿困脾证、湿热蕴脾证等。

胃病以受纳、腐熟功能障碍及胃失和降、胃气上逆为主要病理变化，故其常见症状有胃脘胀痛、恶心、呕吐、嗳气、呃逆等。

胃病常见证候有胃气虚证、胃阳虚证、胃阴虚证、寒滞胃脘证、胃火炽盛证、食滞胃脘证、胃脘气滞证、胃虚停饮证、血瘀胃络证等。

脾胃功能紧密配合，病变互相累及，其表现在临床上不能完全分开。

（一）脾气虚证

脾气虚证是指脾气不足，运化功能失职所表现的证候。

【临床表现】胃脘不舒，腹胀纳呆，食后胀甚，大便溏薄，少气懒言，倦怠乏力，面色萎黄或淡白，消瘦或肢体浮肿，舌淡苔白，脉缓弱。

【辨证要点】以腹胀，纳呆，便溏与气虚见症为辨证要点。

【治法与方剂】健脾益气。用四君子汤（人参、白术、茯苓、甘草）。方中参、苓、术、草四药，能健脾益气，补中和胃，是脾气虚的主方。若大便溏泄，可用参苓白术散；食后腹胀者，加枳壳、陈皮；纳差者加山楂、谷芽、麦芽、鸡内金；咳嗽痰多者，加半夏、陈皮。

（二）脾虚气陷证

脾虚气陷证是脾气虚弱，升举无力而清阳下陷所表现的证候。

【临床表现】除具有脾气虚的表现外，尚有眩晕耳鸣，脘腹坠胀，便意频数，肛门重坠，或久泻久痢，或小便浑浊如米泔；或脱肛、子宫下垂、胃肾下垂、眼睑下垂。舌淡苔白，脉弱或缓弱。

【辨证要点】以脘腹坠胀，久泻久痢，内脏下垂与脾气虚见症为辨证要点。

【治法与方剂】健脾益气，升阳举陷。用补中益气汤（黄芪、人参、当归、白术、甘草、陈皮、升麻、柴胡）。补中益气汤能健脾益气，升阳举陷。若兼腹中痛者，加白芍以柔肝止痛；头晕头痛者，加川芎、蔓荆子；兼气滞者，加木香、枳壳；小便如米泔者，加萆薢、石菖蒲以清利湿浊。

（三）脾阳虚证

脾阳虚证是指中阳不足，失其温煦所产生的证候。

【临床表现】脘腹冷痛绵绵，喜暖喜按，泛吐清水，口淡不渴，纳呆腹胀，形寒肢冷，大便清稀或完谷不化，小便短少，或肢体浮肿，或带下清稀色白量多，舌淡胖边有齿痕，苔白滑，脉沉迟无力。

【辨证要点】以脘腹冷痛绵绵，喜暖喜按与脾胃气虚见症为辨证要点。

【治法与方剂】温中散寒，补气健脾。用附子理中丸（附子、人参、干姜、炙甘草、白术）。附子理中丸具温中散寒、补气健脾之效。若脘腹冷痛，加蜀椒、木香以温中止痛；兼肢体浮肿者，加桂枝、茯苓、猪苓以温阳利水；大便溏泄者，加吴茱萸、肉豆蔻等温阳止泻；伴脾气虚者加黄芪、山药等益气健脾。

（四）脾不统血证

脾不统血证是脾气虚弱，无力统摄血行，而致血溢脉外的证候。

【临床表现】便血，吐血，尿血，肌衄，齿衄，或妇女月经过多，崩漏，面白无华或萎黄，食少便溏，食后腹胀，神疲乏力，少气懒言，舌淡苔白，脉细弱。

【辨证要点】以慢性出血症与脾气虚见症为辨证要点。

【治法与方剂】健脾益气摄血。用归脾汤（黄芪、人参、白术、茯神、龙眼肉、酸枣仁、木香、当归、远志、甘草）。归脾丸能益气健脾，脾旺则生气，气旺则摄血。便血者加炮姜、白及、海螵蛸；鼻衄者加侧柏叶、茅根、藕节；尿血者加蒲黄、仙鹤草、槐花；紫斑者加仙鹤草、紫草、棕榈炭；月经过多者加艾叶、炮姜、血余炭。

（五）寒湿困脾证

寒湿困脾证是由于寒湿内盛，脾阳受困，运化失职所表现的证候。

【临床表现】脘腹痞闷胀痛，泛恶欲吐，口淡不渴，纳呆便溏，头身困重；或身目发黄，其色泽晦暗如烟熏；或肢体浮肿，小便短少；或妇女白带量多清稀；舌淡胖苔白腻，脉濡缓。

【辨证要点】以脘腹胀痛，呕恶便溏与寒湿内停见症为辨证要点。

【治法与方剂】温中化湿。用胃苓散（白术、桂枝、猪苓、茯苓、泽泻、苍术、厚朴、陈皮、甘草）。本方由五苓散和平胃散两方组成，两方同用，可以温中祛寒，化湿运脾。若水肿者，用实脾饮温运脾阳，利湿消肿；若腹胀甚者，宜温脾行气利水，加大腹皮、莱菔子等；黄疸属于寒湿困脾者，用茵陈术附汤加茯苓、泽泻等。

（六）湿热蕴脾证

湿热蕴脾证是湿热内蕴中焦，致脾胃运化功能障碍所表现的证候。

【临床表现】脘腹痞闷胀满，呕恶口苦，纳呆厌食，，肢体困重，小便短黄，大便溏泄不爽；或身目发黄，色泽鲜明如橘皮，或皮肤瘙痒；或身热不扬或热势起伏，汗出热不解；舌红苔黄腻，脉濡数。

【辨证要点】以脘腹痞胀，口苦厌食与湿热内蕴见症为辨证要点。

【治法与方剂】清热化湿，理气和中。用连朴饮（黄连、厚朴、石菖蒲、半夏、山栀、芦根、淡豆豉）。本方为治脾胃湿热之代表方。若脘腹胀闷者，加枳壳、大腹皮；呕恶者，加竹茹、砂仁；便溏泄泻者，加薏苡仁、扁豆；津亏者加天花粉、北沙参。

（七）胃阴虚证

胃阴虚证是胃阴亏虚，胃失和降，虚热内生所表现的证候。

【临床表现】胃脘隐隐灼痛，嘈杂不舒，饥不欲食，口燥咽干，干呕呃逆，大便干结，小便短少，舌红少津，脉细数。

【辨证要点】以胃脘隐隐灼痛，饥不欲食与阴虚见症为辨证要点。

【治法与方剂】养阴益胃。用益胃汤（北沙参、麦冬、玉竹、生地黄、冰糖）。益胃汤药简力专，具养阴益胃之功。若兼气虚者，加太子参、五味子；胃灼痛者，加白芍、川楝子；不思饮食者，加山楂、鸡内金；干呕者，加竹茹、芦根。

（八）寒滞胃脘证

寒滞胃脘证是寒邪犯胃，胃气凝滞，胃失和降所表现的证候。

【临床表现】胃脘冷痛，甚则剧痛，得温痛减，遇寒加剧，恶心呕吐，吐后痛缓，或呃逆嗳气，口淡不渴或口泛清水，形寒肢冷，舌淡苔白滑，脉沉紧或弦。

【辨证要点】以脘腹剧烈冷痛，呕吐清涎与实寒见症为辨证要点。

【治法与方剂】温胃散寒。用良附丸（高良姜、香附）。方中高良姜味辛大热，温中暖胃，散寒止痛；香附疏肝开郁，行气止痛，两药相配，一散寒凝，一行气滞，共奏温胃散寒止痛之功。寒甚者，加吴茱萸、干姜以增加温中祛寒之力；形寒身热者，加紫苏、藿香疏散风寒；兼见胸脘痞闷，加木香、枳壳以行气除胀。

（九）胃火炽盛证

胃火炽盛证是指胃中火热炽盛，胃失和降所表现的证候。

【临床表现】胃脘灼痛，拒按，口臭，渴喜冷饮，吞酸嘈杂，便秘尿黄，或食入即吐，或消谷善饥，或牙龈肿痛溃烂，齿衄，舌红苔黄燥，脉滑数。

【辨证要点】以胃脘灼痛拒按，牙龈肿痛溃烂与实热见症为辨证要点。

【治法与方剂】清胃泻火。用清胃散（黄连、生地黄、牡丹皮、当归、升麻）合玉女煎（石膏、熟地黄、知母、麦冬、牛膝）。两方合用，清胃火，养胃阴。若多食善饥，嘈杂口干者，去升麻加玄参、麦冬、石斛、天花粉；若牙龈肿痛、口臭便秘，加大黄；鼻衄、齿衄者，去升麻加白茅根、龙胆草；胃脘灼痛、吐血紫暗或鲜红者，加服大黄粉或三七。

（十）食滞胃脘证

食滞胃脘证是饮食停滞胃脘，导致胃气逆滞所表现的证候。

【临床表现】脘腹胀满疼痛，拒按，嗳腐吞酸，或呕吐酸腐食物，吐后觉舒，纳呆厌食或肠鸣矢气，便溏不爽或便秘，舌暗苔厚腻，脉滑。

【辨证要点】以胃脘胀痛，嗳腐吞酸，厌食为辨证要点。

【治法与方剂】消食导滞。用保和丸（半夏、茯苓、陈皮、连翘、神曲、山楂、莱菔子）。本方能消食不和胃，清热祛湿，若食滞较重者，加枳实、槟榔等以增强其消食导滞之力；食积化热较甚者，可酌加黄芩、黄连以清热；大便秘结者，可加大黄以泻下通便。

四、肝与胆病辨证

扫一扫看课件

肝居右胁，胆附于肝，肝胆经脉相互络属，故有表里之称。生理上肝主藏血，具有贮藏血液和调节血量的作用；肝主疏泄、主谋虑，具有调畅气机、调节情志、疏泄胆汁助消化等作用；其华在爪，在体为筋，开窍于目。胆主贮存和排泄胆汁，以助消化，并与情志活动有关。

肝病以肝失疏泄、肝不藏血、阴血亏虚、筋脉失养、易动风化火为主要病理变化，故肝病常见症状有精神抑郁或急躁易怒，胸胁少腹胀痛，眩晕，肢体震颤，抽搐，目疾，月经不调，疝痛等；胆病以胆汁不循常道和主决断功能失常为主要病理变化，故常见症状有口苦，呕吐胆汁，黄疸，惊悸，胆怯，失眠等。

肝病常见证候有肝血虚证、肝阴虚证、肝郁气滞证、肝火炽盛证、肝阳上亢证、肝风内动证、寒滞肝脉证。胆病常见证候有肝胆并见的肝胆湿热证及胆郁痰扰证。

（一）肝血虚证

肝血虚证是因肝血亏虚而相关组织器官失养所表现的证候。

【临床表现】眩晕耳鸣，面白无华，视物模糊或夜盲，爪甲不荣；或肢体麻木，关节拘急不利，手足震颤，肌肉抽动；妇女月经量少色淡，甚则闭经；舌淡，脉细。

【辨证要点】以筋脉、爪甲、目睛失养与血虚见症为辨证要点。

【治法与方剂】补血养肝。用补肝汤（当归、白芍、川芎、熟地黄、木瓜、酸枣仁、炙甘草）。补肝汤以四物汤补血养肝，以酸枣仁、木瓜、甘草酸甘而化阴血。若失眠多梦者，加茯神、远志；若见心悸气短者，加黄芪、党参；胁肋疼痛者，加柴胡、川楝子；肢体麻木者加鸡血藤、伸筋藤等；目干昏花者，加枸杞子、女贞子、桑椹；雀盲者，加石决明、刺蒺藜、苍术等。

（二）肝阴虚证

肝阴虚证是由于肝之阴液亏虚而虚热内扰所表现的证候。

【临床表现】头晕耳鸣，两目干涩，视力减退，面部烘热或颧红，口燥咽干，五心烦热，潮热盗汗，或胁肋隐隐灼痛，或手足蠕动，舌红少津，脉弦细数。

【辨证要点】以头目、筋脉、肝络失润与阴虚见症为辨证要点。

【治法与方剂】养阴柔肝。用一贯煎（北沙参、麦冬、当归、生地黄、枸杞子、川楝子）。本方能滋肝阴，养肝血，疏肝气。潮热盗汗者，加地骨皮、牡丹皮；目干目花甚者，加枸杞子、女贞子；胸胁痛者加郁金、白芍、香附；大便秘结者加瓜蒌仁；口干咽燥者，加石斛、麦冬。

（三）肝郁气滞证

肝郁气滞证是由于肝的疏泄功能异常，气机郁滞所表现的证候。

【临床表现】胸胁或少腹胀闷窜痛，情志抑郁或易怒，喜太息；或咽部异物感，或见瘿瘤、瘰疬、乳癖、胁下积块；妇女可见乳房胀痛、月经不调、痛经，甚则闭经；舌淡红苔薄白，脉弦。

【辨证要点】以情志抑郁或易怒，肝经部位胀痛与妇女月经失调为辨证要点。

【治法与方剂】疏肝解郁。用柴胡疏肝汤（柴胡、白芍、枳壳、川芎、香附、陈皮、甘草）。本方具疏肝理气解郁之效。若痛甚者，酌加当归、郁金、乌药以增强其行气活血之功；肝郁化火者，可加山栀、川楝子以清热泻火；兼梅核气者，加半夏、厚朴、紫苏梗；月经不调者，加丹参、玫瑰花。

（四）肝火炽盛证

肝火炽盛证是肝经火盛，气火上逆，内扰于肝所表现的证候。

【临床表现】头晕胀痛，面红目赤，耳鸣如潮，或耳内肿痛流脓，口苦咽干；急躁易怒，胁肋灼痛，不寐或恶梦纷纭，尿黄便结；或吐血、衄血，舌红苔黄，脉弦数。

【辨证要点】以头晕胀痛，胁肋灼痛，急躁易怒与实火见症为辨证要点。

【治法与方剂】清肝泻火。用龙胆泻肝汤（龙胆草、黄芩、山栀、生地黄、当归、柴胡、车前子、木通、泽泻、甘草）。本方是治疗肝火上炎证的代表方。若肝胆实火较盛，可加黄连以助泻火；大便秘结者，加大黄以泄热通腑；出血者，加白茅根、侧柏叶；不寐者，加柏子仁、酸枣仁、夜交藤；心烦易怒者，加竹叶、莲子心。

（五）肝阳上亢证

肝阳上亢证是水不涵木，肝阳亢于上，肾阴亏于下所表现的证候。

【临床表现】眩晕耳鸣，头目胀痛，面红目赤，失眠多梦，急躁易怒；腰膝酸软，头重足轻，舌红少津，脉弦有力或弦细数。

【辨证要点】以头晕胀痛，头重脚轻，腰膝酸软为辨证要点。

【治法与方剂】滋阴平肝潜阳。用天麻钩藤饮（天麻、钩藤、石决明、栀子、黄芩、川牛膝、益母草、杜仲、桑寄生、夜交藤、朱茯神）。本方滋阴潜阳，平肝息风。若头晕目花，加菊花、枸杞子；血压高者，加夏枯草、白蒺藜；睡眠不安者，加五味子、龙骨、牡蛎；腰膝酸软者，加龟甲、川续断。

（六）肝风内动证

肝风内动证泛指肝脏功能失调，导致以眩晕欲仆、抽搐、震颤、蠕动、动摇表现为主症的证候。根据其病机不同，临床上又分为肝阳化风、热极生风、阴虚动风和血虚生风等四型。

1. 肝阳化风证

肝阳化风证是肝阳亢逆无制而引动肝风所表现的证候。

【临床表现】眩晕欲仆，头摇头痛，语言謇涩，项强肢颤，手足麻木，步履不正，舌红脉弦细；或突然昏倒，不省人事，口眼㖞斜，半身不遂，舌强不语，喉中痰鸣，舌红苔黄腻，脉弦有力。

【辨证要点】以肝阳上亢病史，突发动风或卒然昏倒，半身不遂等症为辨证要点。

【治法与方剂】滋阴平肝息风。用镇肝息风汤。

2. 热极生风证

热极生风证是热邪亢盛，灼伤筋脉，引动肝风所表现的证候。

【临床表现】高热神昏，躁扰狂乱，四肢抽搐，颈项强直，甚至角弓反张，两目上视，牙关紧闭，舌红绛苔黄燥，脉弦数。

【辨证要点】以高热神昏与动风见症为辨证要点。

【治法与方剂】清热凉肝息风。用羚角钩藤汤。

3. 阴虚动风证

阴虚动风证是肝肾阴虚，筋脉失养，导致动风所表现的证候。

【临床表现】手足蠕动，眩晕耳鸣，潮热盗汗，颧红咽干，形体消瘦，舌红少苔，脉细数。

【辨证要点】以阴虚与动风见症为辨证要点。本证多因外感热病后期肝肾阴液耗损，或内伤久病，阴液亏虚，致筋脉失养，虚风内动而成。

【治法与方剂】滋阴息风。大定风珠。

4. 血虚生风证

血虚生风证是由于肝血亏虚，筋脉失养导致动风所表现的证候。

【临床表现】手足震颤，肌肉瞤动，肢体麻木，关节拘急不利，眩晕耳鸣，面色无华，爪甲不荣，舌淡脉细。

【辨证要点】以血虚与动风见症为辨证要点。

【治法与方剂】养血息风。定振丸合四物汤。

（七）寒滞肝脉证

寒滞肝脉证是寒邪侵袭肝经，凝滞气血所表现的证候。

【临床表现】少腹牵引阴部坠胀冷痛，或阴囊收缩挛痛，或见颠顶冷痛，干呕，形寒肢冷，关节拘急冷痛，遇寒加剧，得温痛减，舌淡苔白滑，脉沉弦或迟。

【辨证要点】以肝经部位冷痛与实寒见症为辨证要点。

【治法与方剂】暖肝散寒，行气止痛。用暖肝煎（肉桂、小茴香、乌药、当归、沉香、枸杞子、生姜、茯苓）。暖肝煎能暖肝散寒、温经止痛。若寒甚者，加干姜、吴茱萸，以增强温中散寒之功；腹痛甚者，加香附行气止痛；睾丸痛甚者，加橘核、荔枝核、青皮疏肝理气。

（八）肝胆湿热证

肝胆湿热证是湿热蕴结肝胆，疏泄功能失职所表现的证候。

【临床表现】胁肋部胀痛灼热，厌食腹胀，口苦泛恶，大便不调，小便短赤；或寒热往来，身目黄如橘子色；或男子阴囊湿疹，睾丸肿胀热痛，女子带下黄臭，外阴瘙痒；舌红苔黄腻，脉弦数或滑数。

【辨证要点】以胁肋胀痛、厌食腹胀、身目发黄、阴部瘙痒与湿热见症为辨证要点。

【治法与方剂】清泄肝胆湿热。用茵陈蒿汤（茵陈、山栀、大黄）或茵陈五苓散（茵陈、泽泻、茯苓、猪苓、桂枝、白术）。

（九）胆郁痰扰证

胆郁痰扰证是胆失疏泄，痰热内扰所表现的证候。

【临床表现】胆怯易惊，惊悸不宁，烦躁不安，失眠多梦，眩晕耳鸣，胸胁满闷，口苦欲呕，舌红苔黄腻，脉弦数。

【辨证要点】以惊悸、失眠、眩晕、口苦欲呕为辨证要点。

【治法与方剂】清化痰热，利胆和胃。用黄连温胆汤（黄连、半夏、陈皮、茯苓、竹茹、枳实、生姜、大枣、甘草）。黄连温胆汤理气化痰，清胆除烦，主治胆热痰扰证。惊悸、失眠者，加远志、龙齿以定志安神；胸胁闷痛者，加郁金、香附以疏利肝胆；口燥舌干者，加麦冬、天花粉以润燥生津。

五、肾与膀胱病辨证

肾居腰部，左右各一，膀胱位于小腹，肾经与膀胱经相互络属，故两者互为表里。肾藏精，主生殖、生长和发育，为先天之本；肾主骨生髓充脑，其华在发，开窍于耳及二阴；又主水，主纳气。膀胱有贮存和排泄尿液的功能。

扫一扫看课件

肾病以人体生长、发育和生殖功能障碍、呼吸功能减退、水液代谢失常和骨、髓、脑、发、耳等功能失常为主要病理变化，故肾病常见症状有腰膝酸软或痛，耳鸣耳聋，齿摇脱，男子阳痿遗精、精少不育，女子经少、经闭不孕，水肿，虚喘，二便排泄异常等。膀胱病以排尿异常为主要病理变化，常见症状有尿频，尿急，尿痛，尿闭，遗尿，小便失禁等。

肾病常见证候有肾精不足证、肾阴虚证、肾气不固证、肾阳虚证、肾虚水泛证、肾不纳气证等。膀胱病的常见证候为膀胱湿热证。

（一）肾精不足证

肾精不足证是由于肾精不足，以致生长发育迟缓、生殖功能低下及早衰所表现的证候。

【临床表现】小儿发育迟缓，囟门迟闭，智力低下，身材矮小，动作迟钝，骨骼痿软；成人性功能减退，男子精少不育，女子经少或经闭不孕；成人早衰，腰膝酸软，发脱齿摇，耳鸣耳聋，健忘痴呆，足痿无力，舌淡，脉细弱。

【辨证要点】分别以小儿生长发育迟缓，成人生殖功能低下及早衰征象为辨证要点。

【治法与方剂】补益肾精。用河车大造丸（紫河车、熟地黄、麦冬、天冬、龟甲、人参、杜仲、黄柏、茯苓、牛膝）。河车大造丸能补肾精、填精髓、壮腰骨，为肾精不足证之佳方。若相火不亢者，去黄柏；精气亏甚，形体虚弱，酌情服用鹿茸、蛤蚧、燕窝、海狗肾、鱼胶、冬虫夏草之类补益精髓之药。

（二）肾阴虚证

肾阴虚证是肾阴亏虚，有关组织器官失养和虚火内生所表现的证候。

【临床表现】腰膝酸软而痛，眩晕耳鸣，失眠多梦，形体消瘦，潮热盗汗，五心烦热，咽干颧红，男子阳强易举，遗精早泄，女子经少经闭，或见崩漏，舌红少苔或无苔，脉细数。

【辨证要点】以腰酸耳鸣，男子遗精，女子月经失调与阴虚见症为辨证要点。

【治法与方剂】滋阴补肾。用左归丸（熟地黄、山药、山茱萸、枸杞子、菟丝子、鹿角胶、龟甲胶、川牛膝）。左归丸具有滋阴补肾，填精益髓之效。若为虚火上炎者，去鹿角胶，加女贞子、麦冬以养阴清热；夜热骨蒸者，加地骨皮以清虚热；遗精早泄者，加桑螵蛸、金樱子以固精。

（三）肾气不固证

肾气不固证是肾气亏虚，其藏精和摄尿功能失职所表现的证候。

【临床表现】腰膝酸软，耳鸣耳聋，神疲乏力，小便频数，或尿后余沥不尽，遗尿，夜尿多，小便失禁，白浊，男子滑精、早泄，女子带下量多清稀，或胎动易滑，舌淡苔白，脉弱。

【辨证要点】以小便失摄症状和滑精，滑胎，浊带为辨证要点。

【治法与方剂】固摄肾气。用桑螵蛸散（桑螵蛸、远志、石菖蒲、龙骨、人参、茯苓、当归、龟甲）。桑螵蛸散调补心肾、涩精止遗，主治尿频、遗尿、遗精；金锁固精丸补肾固涩，主治肾虚遗精。若女子崩漏、月经过多，用固冲汤以益气健脾，固冲摄血；胎动不安者，用泰山磐石饮，以益气健脾，养血安胎。

（四）肾阳虚证

肾阳虚证是肾阳虚衰，其温煦、生殖、气化功能下降所表现的证候。

【临床表现】腰膝酸软冷痛，畏寒肢冷，下肢尤甚，面色㿠白或黧黑，神疲乏力；或见性欲冷淡，男子阳痿、滑精、早泄，女子宫寒不孕、白带清稀量多；或大便稀溏，或五更泄泻，尿频清长，夜尿多，舌淡苔白，脉沉细无力，尺部尤甚。

【辨证要点】腰膝冷痛，生殖能力下降与虚寒见症为辨证要点。

【治法与方剂】温补肾阳。用右归丸（熟地黄、山药、山茱萸、枸杞子、菟丝子、鹿角胶、肉桂、制附子、当归、杜仲）。右归丸能温补命火，主治肾阳不足、命门火衰之证。若阳衰气虚，加人参以补气；腰膝酸痛，加胡桃肉补肾阳、强筋骨；阳痿者，加巴戟天、仙茅、仙灵脾以补肾壮阳。

（五）肾虚水泛证

肾虚水泛证是由于肾阳虚衰，气化无权，水邪泛滥所表现的证候。

【临床表现】全身水肿，腰以下为甚，按之没指，小便短少，腰膝酸软冷痛，畏寒肢冷，腹部胀满，或心悸气短，咳喘痰鸣，舌淡胖苔白滑，脉沉迟无力。

【辨证要点】以水肿，腰以下肿、小便不利甚与肾阳虚见症为辨证要点。

【治法与方剂】温肾助阳，化气制水。用济生肾气丸（附子、肉桂、茯苓、泽泻、山药、山茱萸、牡丹皮、熟地黄、川牛膝、车前子）。本方由肾气丸加车前子、川牛膝而成。全方功效为温补肾阳，利水消肿。若水气上逆，凌心射肺而致心悸咳喘，合用真武汤；兼有脾阳虚者，加干姜以温脾阳；腰膝酸软者，可加杜仲、川续断以强壮腰膝。

（六）肾不纳气证

肾不纳气证是指肾气亏虚，纳气无权所表现的证候。

【临床表现】久病咳喘，呼多吸少，气不接续，动则喘甚，腰膝酸软，或自汗神疲，声音低怯，舌淡苔白，脉沉弱。或喘息加剧，冷汗淋漓，肢冷面青，脉浮大无根；或气短息促，颧红心烦，口燥咽干，舌红少苔，脉细数。

【辨证要点】以久病咳喘，呼多吸少，气不接续和肾虚见症为辨证要点。

【治法与方剂】补肾纳气。用人参胡桃汤（人参、胡桃肉）合参蛤散（人参、蛤蚧）。两方合用，能补肾敛肺定喘。若冲气上逆，脐下筑动，气从少腹上奔者，加紫石英、磁石、沉香等镇纳冲气；兼肺肾阴虚者，加五味子、百合、麦冬以滋阴纳气；兼有肺热者，加桑白皮、黄芩以清肺热。

（七）膀胱湿热证

膀胱湿热证是湿热蕴结膀胱，而致气化不利、排尿失常的证候。

【临床表现】尿频尿急，尿道灼痛，小便短黄，或浑浊，或尿血，或尿中见砂石，小腹胀痛，或腰、腹掣痛，或伴发热，舌红苔黄腻，脉滑数。

【辨证要点】以尿频尿急尿痛，小便短黄为辨证要点。

【治法与方剂】清热利湿通淋。用八正散（车前子、瞿麦、萹蓄、滑石、山栀、木通、大黄、甘草）。八正散能清热泻火、利水通淋，主治膀胱湿热证。若为血淋者，加生地黄、小蓟、白茅根以凉血止血；石淋涩痛者，加金钱草、海金砂以化石通淋；膏淋混浊者，宜加草薢、石菖蒲以分清化浊。

六、脏腑兼证辨证

扫一扫看课件

脏腑兼证是指疾病发展到一定阶段，同时出现两个或两个以上的脏腑证候。人体是一个有机的整体，脏腑之间存在着表里的内在联系，生理上相互配合，病理上相互影响，但脏腑兼证并非多个脏腑证候的简单相加，而是发生兼证的脏腑之间，存在着较密切的证。脏腑辨证对于掌握脏腑病证的发生、发展和传变规律，正确认识和处理临床上各种复杂病情具有重要意义。

（一）心肾不交证

心肾不交证是指心肾水火既济失调，心肾阴虚火旺所表现的证候。本证多因久病虚劳，房事不节，耗伤肾阴；或思虑太过，情志忧郁化火；或外感热病等致心肾水火不济所致。

【临床表现】心烦不寐，惊悸多梦，头晕耳鸣，健忘，腰膝酸软，遗精多梦，五心烦热，口干咽燥，潮热盗汗，舌红少苔或无苔，脉细数。

【辨证要点】以心烦心悸，失眠，腰膝酸软，遗精多梦与阴虚见症为辨证要点。

【治法与方剂】滋阴降火，交通心肾。用黄连阿胶汤（黄连、阿胶、黄芩、白芍、鸡子黄）或交泰丸（黄连、肉桂）。黄连阿胶汤能滋阴降火，交泰丸能交通心肾，前者主要用于"心火旺，肾阴虚"，后者主要用于"心火旺，肾阳虚"。若以心阴虚为主者，可用天王补心丹；以肾阴虚为主者，可用六味地黄丸加夜交藤、酸枣仁、合欢皮、茯神等；心火旺者，加栀子、竹叶清心降火；睡时惊醒者，加龙骨、牡蛎、珍珠母等重镇安神。

（二）心肾阳虚证

心肾阳虚证是指心肾阳气俱衰，温煦失职所表现的证候。本证多因心阳虚衰，久病及肾；或肾阳亏虚，气化无权，水气凌心所致。

【临床表现】心悸怔忡，肢体浮肿，小便不利，畏寒肢冷，神疲乏力，朦胧欲睡，唇甲青紫，舌淡暗或青紫，苔白滑，脉沉微细。

【辨证要点】以心悸怔忡，浮肿尿少与虚寒见症为辨证要点。

【治法与方剂】温补心肾。用真武汤（附子、白术、白芍、茯苓、生姜）。若水肿甚者，加猪苓、大腹皮以利水消肿；心悸不宁者，加琥珀末、龙骨、牡蛎以镇逆定悸；心胸闷痛者，加红花、川芎、枳壳理气化瘀。

（三）心肺气虚证

心肺气虚证是指心肺两脏气虚，其主要功能减退所表现的证候。本证多因久病咳喘，耗伤心肺之气；或禀赋不足，年高体弱，劳倦过度，精气渐损所致。

【临床表现】心悸咳喘，胸闷气短，动则尤甚，痰液清稀，面色淡白，头晕神疲，语声低怯，自汗乏力，舌淡苔白，脉沉弱或结代。

【辨证要点】以心悸咳喘，胸闷气短与气虚见症为辨证要点。

【治法与方剂】补益心肺。用保元汤（人参、黄芪、炙甘草、肉桂、生姜）合补肺汤（人参、黄芪、熟地黄、五味子、紫菀、桑白皮）。两方合用，主治心肺气虚证。若气阴两虚者，加生脉散、沙参、玉竹；兼见肾虚不得纳气者，加紫石英、胡桃肉等补肾纳气；兼脾气虚者，加白术、茯苓、山药健脾益气；寒痰内盛者，加半夏、款冬花、陈皮等温化寒痰。

（四）心脾两虚证

心脾两虚证是指心血虚证与脾气虚证同时出现的证候。本证多因思虑过度，饮食不调，或慢性失血，久病失养，由脾气虚导致心血虚者较多见。

【临床表现】心悸怔忡，眩晕耳鸣，失眠多梦，食欲不振，腹胀便溏，面色萎黄或淡白无华，神疲乏力，或见皮下出血，妇女月经量少色淡，淋漓不尽，舌淡嫩，脉细弱。

【辨证要点】以心悸失眠，食少便溏，慢性出血与气血两虚见症为辨证要点。

【治法与方剂】益气补血，健脾养心。用归脾汤（黄芪、人参、白术、茯苓、炙甘草、当归、酸枣仁、龙眼肉、木香、远志、生姜、大枣）。归脾汤气血并补，心脾同治，主治心脾两虚。若脾虚便溏，加薏苡仁、芡实、山药以健脾止泻；大便干结者，加麻子仁、生地黄以润肠通便；若出血者，加仙鹤草、白及、炒蒲黄等止血；崩漏下血偏寒者，加艾叶炭、炮姜炭以温经止血。

（五）心肝血虚证

心肝血虚证是指心肝两脏血虚，有关组织器官失养所表现的证候。本证多因久病体虚，或思虑劳神、暗耗心血，或失血过多，或脾虚生化之源不足所致。

【临床表现】心悸健忘，失眠多梦，头晕目眩，面白无华，两目干涩，视物模糊，爪甲不荣，肢体麻木，甚则震颤拘挛，妇女月经量少色淡，甚则闭经，舌淡苔白，脉细。

【辨证要点】以心悸失眠，目、筋失养与血虚见症为辨证要点。

【治法与方剂】补心血，养肝血。用补肝汤（当归、川芎、熟地黄、白芍、木瓜、酸枣仁、炙甘草）。补肝汤能补血养肝、宁心安神。若头晕目花者，加枸杞子、黄精、女贞子滋补肝肾；心悸不宁者，加丹参、龙眼肉、生龙骨、牡蛎安神定悸；胁痛隐隐者，加香附、玫瑰花以疏肝解郁；四肢麻木、震颤拘急者，加白芍、钩藤、鸡血藤、地龙等养血息风通络。

（六）脾肺气虚证

脾肺气虚证是指由于脾肺两脏气虚，其基本功能减退所表现的证候。本证多因久病咳喘，肺虚及脾；或饮食不节，劳倦伤脾，脾病及肺所致。

【临床表现】食欲不振，腹胀便溏，久咳不止，气短而喘，咳痰清稀，面白无华，少气乏力，声低懒言，自汗畏风，舌淡苔白滑，脉缓弱。

【辨证要点】以食少腹胀便溏，咳喘气短与气虚见症为辨证要点。

【治法与方剂】补脾益肺。用六君子汤（半夏、陈皮、人参、白术、茯苓、甘草）。六君子汤能补脾益肺，主治肺脾气虚证。咳嗽痰多色白者，加苍术、厚朴以加强燥湿化痰作用；大便溏泄者，加山药、扁豆、薏苡仁以健脾止泻；面浮肢肿者，加猪苓、泽泻、大腹皮以利水消肿。

（七）肺肾阴虚证

肺肾阴虚证是指肺肾两脏阴液亏虚，虚火内扰所表现的证候。本证多因久咳伤肺，肺阴亏损，损及肾阴；或痨虫、燥热耗伤肺阴，病久及肾；或房劳过度，肾阴亏虚，损及肺阴所致。

【临床表现】干咳痰少，或痰中带血，口燥咽干，或声音嘶哑，腰膝酸软，形体消瘦，骨蒸潮热，颧红盗汗，男子遗精，女子月经不调，舌红少苔，脉细数。

【辨证要点】以干咳痰少，音哑，遗精，月经不调与虚热见症为辨证要点。

【治法与方剂】滋养肺肾。用百合固金汤（百合、熟地黄、生地黄、当归、白芍、玄参、麦冬、贝母、桔梗、甘草）。百合固金汤具滋阴、润肺、益肾之效。若痰多而黄者，加黄芩、瓜蒌皮以清肺化痰；咳喘甚者，加杏仁、五味子、款冬花以止咳平喘；若咳血重者，去桔梗，加白及、白茅根、仙鹤草等加强止血之功。

（八）肝火犯肺证

肝火犯肺证是指肝郁化火，上逆灼肺，肺失清肃所表现的证候。本证多因郁怒伤肝，气郁化火，肝火循经，上逆犯肺所致。

【临床表现】咳嗽阵作，痰黄黏稠，甚则咳血，胸胁灼痛，急躁易怒，头胀头晕，面红目赤，烦热口苦，舌红苔薄黄，脉弦数。

【辨证要点】以咳嗽或咳血，胸胁灼痛，急躁易怒与实热见症为辨证要点。

【治法与方剂】清肺泻肝。用泻白散（桑白皮、地骨皮、粳米、甘草）合黛蛤散（青黛、海蛤壳）。泻白散清泄肺热，黛蛤散清肝化痰，两方相合，清肺泻肝，主治肝火犯肺之证。若肺经热重，可加黄芩、知母以增强清泄肺热之效；肝经热甚，加山栀、牡丹皮清肝泻火；咯血者加用白及、仙鹤草、侧柏叶等清热止血；胸闷气逆，加枳壳、旋覆花利肺降逆；胸痛配郁金、丝瓜络理气和络；痰黏难咯，酌加贝母、瓜蒌清热化痰；火郁伤津，口干咽燥者，加沙参、天花粉、麦冬养阴生津。

（九）肝胃不和证

肝胃不和证是指肝郁气滞，横逆犯胃，胃失和降所表现的证候，又叫肝气犯胃证。本证多因情志不遂，肝郁犯胃；或饮食伤胃，胃病及肝所致。

【临床表现】胃脘、胁肋胀痛或窜痛，嗳气呃逆，吞酸嘈杂，食少纳减，情志抑郁，善太息，急躁易怒，舌红苔薄黄，脉弦或弦数。

【辨证要点】以胃脘、胁肋胀痛或窜痛，嗳气吞酸为辨证要点。

【治法与方剂】疏肝理气，和胃止痛。用柴胡疏肝汤（柴胡、白芍、枳壳、川芎、木香、陈皮、甘草）。本方具有疏肝理气、和胃止痛之功效。若胃脘痛甚者，加延胡索、木香、川楝子；若嗳气频作，加旋覆花、沉香；肝郁化热而见反酸嘈杂者，加左金丸；气郁化火伤津者，加麦冬、沙参。

（十）肝郁脾虚证

肝郁脾虚证是指肝郁乘脾，脾失健运所表现的证候。本证多因情志不遂，郁怒伤肝，木郁克土；或思虑伤脾，劳倦过度，脾失健运，反侮肝木所致。

【临床表现】胸胁胀满窜痛，情志抑郁，善太息，或急躁易怒，纳呆腹胀，腹痛欲泻，泻后痛减，或便溏不爽，肠鸣矢气，舌苔白，脉弦或弦缓。

【辨证要点】以胸胁胀满窜痛，善太息，纳呆腹胀便溏为辨证要点。

【治法与方剂】疏肝健脾。用逍遥散（柴胡、白芍、白术、茯苓、当归、薄荷、生姜、甘草）或痛泻要方（白芍、白术、防风、陈皮）。逍遥散能疏肝扶脾、气血同调，适用于肝郁脾弱者。痛泻要方具有补脾柔肝、祛湿止泻之功，适用于本证痛泻者。若兼阴虚者，加枸杞子、川楝子、麦冬等；兼血虚者，加熟地黄、何首乌；月经不调者，加益母草、香附、丹参。

（十一）肝肾阴虚证

肝肾阴虚证是指肝肾两脏阴液亏虚，虚热内扰所表现的证候。本证多因久病失调、情志化火、房事太过等耗伤精血，或温热病后期肝肾阴虚所致。

【临床表现】头晕目眩，耳鸣健忘，失眠多梦，腰膝酸软，胁肋灼痛，口燥咽干，五心烦热，颧红盗汗，男子遗精，女子经少，舌红少苔，脉细数。

【辨证要点】以眩晕耳鸣，腰膝酸软，胁痛失眠与虚热见症为辨证要点。

【治法与方剂】滋补肝肾。用杞菊地黄丸（枸杞子、菊花、熟地黄、山药、山茱萸、牡丹皮、茯苓、泽泻）。本方滋肾养肝明目，主治肝肾阴虚证。腰膝酸软疼痛者，加杜仲、桑寄生、怀牛膝；午后潮热者，加知母、鳖甲、龟甲；若见雀盲，加服羊肝丸；遗精者，加知母、黄柏、煅龙骨；齿衄者，加山栀、墨旱莲、白茅根。

（十二）脾肾阳虚证

脾肾阳虚证是指由于脾肾两脏阳虚，温化失职所表现的证候。本证多因久病，脾肾失于温养；或久泻久痢，脾病及肾；或阳虚水泛，肾病及脾所致。

【临床表现】形寒肢冷，面色㿠白，腰膝或腹部冷痛，久泻久痢，或五更泄泻，粪质清稀或完谷不化，或小便不利，面浮肢肿，甚则腹胀如鼓，舌淡胖苔白滑，脉沉迟无力。

【辨证要点】以腰腹冷痛，久泻久痢，浮肿与虚寒见症为辨证要点。

【治法与方剂】温肾暖脾。用四神丸（肉豆蔻、补骨脂、吴茱萸、五味子）或实脾饮（附子、干姜、白术、厚朴、木瓜、木香、草果、大腹皮、茯苓、甘草、生姜、大枣）。四神丸温肾暖脾、固肠止泻，适用于本证中久泻久痢、五更作泻者；实脾饮温阳利水，适用于面浮肢肿者。若阳虚泄泻，可以四神丸与附子理中汤同用。久痢不止者合用真人养脏汤。臌胀者用肾气丸合五苓散。便血而见本证者用黄土汤加减。

第三节　气血津液辨证

气血津液辨证是运用气血津液的理论，分析气、血、津液的病变，辨认其不同证候。

扫一扫看课件

一、气病辨证

气病临床常见的证候有气虚、气陷、气滞、气逆四种。

（一）气虚证

气虚证是脏腑组织功能减退所表现的证候。

【临床表现】少气懒言，神疲乏力，头晕目眩，自汗，活动时诸症加剧，舌淡苔白，脉虚无力。

【辨证要点】全身功能活动低下。气虚脏腑功能减退，清阳不升，故少气懒言，神疲乏力，头晕目眩；卫外不固则自汗；劳则耗气，活动后诸症加剧；气虚血不上荣于舌，无力鼓动血脉，舌淡苔白，脉虚无力。

【治法与方剂】益气补虚。四君子汤加减。

（二）气陷证

气陷证是气虚无力升举而反下陷的证候。

【临床表现】头晕眼花，少气倦怠，久痢久泄，腹部有坠胀感，脱肛或子宫脱垂等。舌淡苔白，脉弱。

【辨证要点】内脏下垂与气虚证共见。本证多由气虚发展而来，中气亏虚而陷于下，则胃腑下垂，腹部坠胀；脾虚清阳不升，致久泄久痢；脱肛或子宫脱垂等是中气下陷之常见之象。

【治法与方剂】补益元气，升举提陷。补中益气汤加减。

（三）气滞证

气滞证是人体某一脏腑或部位气机阻滞，运行不畅所表现的证候。

【临床表现】胸胁脘腹等处胀闷疼痛，时轻时重，部位不固定，可表现为窜痛或攻痛，其痛常随嗳气、肠鸣、矢气而减轻，或与情绪活动有关，脉弦。

【辨证要点】以胀闷、疼痛为辨证要点。气机郁滞，则胀闷、疼痛；气滞胃脘，则胃脘胀闷、疼痛；滞于胸胁，致胸痛或胁痛；弦脉是气滞的常见之脉。

【治法与方剂】疏肝解郁，行气止痛。柴胡疏肝散加减。

（四）气逆证

气逆证是指气机升降失常，逆而向上所致的证候。

【临床表现】肺气上逆，则见咳嗽喘息；胃气上逆，则见呃逆，嗳气，恶心，呕吐；肝气上逆，则见头痛，眩晕，昏厥，呕血等。

【辨证要点】以肺、肝、胃之气上逆为辨证要点。肺气上逆宣肃失常而发喘咳；胃气上逆失其和降则为呃逆、嗳气、恶心、呕吐；肝气升发太过，则头痛，眩晕，昏厥；血随气逆而上涌，可致呕血。

【治法与方剂】肺气上逆：降气平喘，祛痰止咳；苏子降气汤加减。胃气上逆：降逆化痰，益气和胃；旋覆代赭汤加减。肝阳上亢：平肝潜阳；天麻钩藤汤或镇肝息风汤加减。

二、血病辨证

血病常见证候为血虚、血瘀、血热、血寒四种。

（一）血虚证

血虚证是指血液亏虚，脏腑形体失养的全身虚弱证候。

【临床表现】面白无华或萎黄，唇甲色淡，头晕眼花，心悸失眠，手足发麻，妇女经血量少色淡，月经先后不定期甚或闭经，舌淡苔白，脉细无力。

【辨证要点】以体表面色肌肤黏膜组织色淡白以及全身虚弱为辨证要点。血虚失养，见面、唇、爪甲、舌体淡白；睛目失滋，见头晕眼花；血不养神而失眠；血液不足，则月经量少色淡期长，甚至闭经；舌淡苔白，脉细无力，为血虚之象。

【治法与方剂】补血调血。四物汤加减。

（二）血瘀证

血瘀证是指离经之血不能及时排出和消散，留于体内，或血行不畅，壅遏于经脉之内，以及瘀积于脏腑组织器官而致的证候。

【临床表现】痛有定处，拒按，夜间加剧。肿块在体表者，色青紫；在腹内者，坚硬按之不移，称为癥积。出血反复不止，色泽紫暗，中夹血块，或大便黑如柏油。面色黧黑，肌肤甲错，口唇爪甲紫暗，或皮下紫斑，或肤表丝状如缕。或腹部青筋外露，或下肢筋青胀痛等。妇女常见经闭。舌质紫暗，或见瘀斑瘀点，脉象细涩。

【辨证要点】以痛如针刺，痛有定处，肿块，唇舌爪甲紫暗、脉涩等为辨证要点。瘀血内停，故部位固定，痛如针刺；夜间血行迟滞，故疼痛夜剧；日久成肿块堵塞脉络，血色紫暗夹血块；肌肤失养，则面黧黑、肤甲错，口唇爪甲紫暗；舌体紫暗，脉象细涩，常为瘀血之征。

【治法与方剂】活血祛瘀，行气止痛。血府逐瘀汤加减。

（三）血热证

血热证是指脏腑火热炽盛，热迫血分所表现的证候。

【临床表现】咳血，吐血，尿血，衄血，舌红绛，脉弦数。

【辨证要点】出血与热象共见。

【证候分析】火热迫血妄行，脉络损伤出血，伤及部位不一，故出血情况各异。肺络伤则咳血，胃络伤则吐血，膀胱络伤则尿血；舌质红绛，脉象弦数有力，是血分火热炽盛的表现。

【治法与方剂】凉血止血。清营汤或十灰散加减。

（四）血寒证

血寒证是指局部寒凝气滞，血行不畅所表现的证候。

【临床表现】疼痛多见于手足，肤色紫暗发凉，喜暖恶寒，得温痛减，或小腹疼痛，形寒肢冷，月经先后不定期，经色紫暗，夹有血块。舌淡暗苔白，脉沉迟涩。

【辨证要点】局部瘀象与寒象共见。寒性凝滞，血行不畅而冷痛，肤色紫暗；若寒客胞宫，则小腹冷痛，月经色暗有血块；阳气不能外达肌肤，则形寒肢冷；舌淡暗苔白是寒凝血瘀之象；脉沉迟涩为寒凝血瘀之象。

【治法与方剂】温经散寒，养血通脉。当归四逆汤或温经汤加减。

三、气血同病辨证

气属阳，血属阴，气和血具有相互依存、相互资生、相互为用的密切关系。在生理上维持协调平衡，在病理上常相互影响，因而在发生病变时，既见气病，又见血病，即为气血同病。气血同病常见的证候有气滞血瘀、气虚血瘀、气血两虚、气不摄血、气随血脱等。

（一）气滞血瘀证

气滞血瘀证是指气机郁滞而致血行瘀阻所出现的证候。以气滞与血瘀证共见为辨证要点。治以理气活血，以血府逐瘀汤加减。

（二）气虚血瘀证

气虚血瘀证是指气虚运血无力，血行瘀滞而表现的证候。以气虚和血瘀证共见为辨证要点。治以益气活血，以补阳还五汤加减。

（三）气血两虚证

气血两虚证是指气虚与血虚同时存在的证候。以气虚与血虚证共见为辨证要点。治以气血双补，以八珍汤加减。

（四）气不摄血证

气不摄血证是气虚不能统摄血液而见失血的证候。以出血和气虚证共见为辨证要点。治以益气摄血，以归脾汤加减。

（五）气随血脱证

气随血脱证是指大出血时引起气脱的证候。以大出血时，出现气脱之证为辨证要点。治以益气固脱，以独参汤或参附汤加减。

四、津液病辨证

津液病变，一般可概括为津液不足和水液停聚两个方面。

（一）津液不足证

津液不足证是指由于津液亏少，全身或某些脏腑组织器官失其濡润滋养而出现的证候。津液损伤程度较轻者，称为伤津；津液损伤程度较重者，称为脱液。

【临床表现】口燥咽干，唇燥而裂，皮肤干枯无泽，小便短少，大便干结，舌红少津，脉细数。

【辨证要点】形体干燥失润并见脏腑津亏。津液亏耗，上不滋润官窍，则口燥咽干，唇燥而裂；外不濡养肌肤、则皮肤干燥枯槁；下不化生小便，濡润大肠，则溲少便干；易生内热，则舌红少津，脉细数。

【治法与方剂】滋阴润燥。增液汤加减。

（二）水液停聚证

凡外感六淫，内伤七情，影响肺、脾、肾输布排泄水液功能者，皆能成为水液停聚的病证。

1. 水肿　体内水液停聚，泛滥肌肤引起面目、四肢、胸腹甚至全身浮肿的，称为水肿。临床辨证，首先区分阳水与阴水，以明虚实。

（1）阳水　水肿性质属实者，称为阳水。

【临床表现】头面浮肿，一般从眼睑开始，继而遍及全身，小便短少，皮肤薄而光亮。常伴恶风恶寒，发热，肢节酸重，苔薄白，脉浮紧；或咽喉肿痛，舌红而脉浮数。

【辨证要点】以发病急，来势猛，先见眼睑头面，上半身肿为辨证要点。风邪致肺卫失宣，水液泛溢肌肤，风水相搏而水肿。肺失宣发，故水肿先见眼睑头面；膀胱气化失司，故小便短少；水溢肌肤，故肌肤绷急光亮；感受风邪，故首见恶风寒，发热，肢节酸重，咽痛等卫表症状。苔薄白，脉浮紧，是风水偏寒；舌红，脉浮数，是风水偏热。

【治法与方剂】疏风清热，宣肺行水。越婢加术汤加减 。

（2）阴水　水肿性质属虚者，称为阴水。

【临床表现】水肿，腰以下为甚，按之凹陷不起，小便短少，脘闷腹胀，纳呆便溏，面色㿠白，神倦肢困，舌淡，苔白滑，脉沉。或水肿日益加剧，小便不利，腰膝酸冷，四肢不温，畏寒神疲，面色㿠白或灰滞，舌淡胖苔白滑，脉沉迟无力。

【辨证要点】以发病缓，来势徐，水肿先从足部开始，腰以下肿甚为辨证要点。脾虚水湿不运，肾虚不能温煦行水发为阴水。水势趋下，故肿从足部开始，以腰以下为甚；脾虚中焦失运，则脘闷腹胀，纳呆便溏；脾虚水谷精微不能充养面及四肢，故面色㿠白，神疲肢困；气血不能上荣舌体则舌淡，水湿内盛苔白滑，病本在里，故沉脉。

【治法与方剂】温补阳气，化气行水。实脾饮加减或济生肾气丸合真武汤加减。

2. 痰饮　痰和饮，均是由脏腑功能失调，水液代谢障碍而表现的病证。

（1）痰证　是指水液凝结，质地稠厚，停聚于脏腑，经络，组织之间而引起的病证。

【临床表现】咳喘咯痰胸闷；脘痞不舒，纳呆恶心，呕吐痰涎，头晕目眩；神昏癫狂，喉中痰鸣；肢体麻木，半身不遂，瘰疬、气瘿、痰核、乳癖，喉中异物感；舌苔白腻或黄腻，脉滑等。

【辨证要点】痰证临床表现多端，以咯痰或呕吐痰涎，或神昏时喉中痰鸣，或局部痰结，苔腻，脉滑等为辨证要点。痰阻于肺，胸闷不舒，则咳、痰、喘；痰滞于胃，则脘痞纳呆，恶心呕吐；痰遏清阳，故头晕目眩；痰蒙神窍，则神昏、痰鸣，或见癫狂；痰停经络，可见肢麻与半身不遂；痰结皮下、肌肉，凝聚成块，形成瘰疬、气瘿、痰核等；舌苔白腻为痰湿，黄腻为痰火，滑脉为有痰之征。

【治法与方剂】燥湿化痰，理气和中。二陈汤加减。

（2）饮证　是指水饮质地清稀，停滞于脏腑组织之间所表现的病证。

【临床表现】咳嗽气喘，胸闷，痰液清稀，色白量多，喉中痰鸣，倚息不得卧，甚则心悸；下肢浮肿；或脘腹胀闷，水声辘辘，泛吐清水，食欲减退；或胸胁胀闷作痛，咳喘引痛；舌苔白滑，脉弦等。

【辨证要点】以饮停于肺、胃肠、胸胁局部症状及苔白滑，脉弦为辨证要点。饮停胸膈，则咳喘胸闷；饮阻气道，故喉中痰鸣，喘息；日久水饮凌心而心悸；饮停肌肤，则下肢浮肿；饮停中焦，则脘痞腹胀，泛吐清水；饮停胸胁，故胸闷胁痛。饮为阴邪，故苔白滑，弦脉主饮。

【治法与方剂】饮停于肺：和解宣利；柴枳半夏汤加减。饮停胸胁：泻肺祛饮；控涎丹加减。饮留胃肠：攻下逐饮；甘遂半夏汤或己椒苈黄丸加减。

第四节　其他辨证

中医的辨证方法很多，除较常用的八纲辨证、气血津液辨证及脏腑辨证外，还有六经辨证、卫气营血辨证、三焦辨证等。从不同的角度对疾病的本质进行分析探讨和概括归类，相互联系、互为补充，是中医辨证学理论体系中的有机组成部分。现对这些辨证方法进行简略介绍，以明其梗概。

扫一扫看课件

一、六经辨证

六经辨证是张仲景论治外感病的辨证方法，包括太阳病、阳明病、少阳病、太阴病、少阴病、厥阴病六类证。

（一）六经病证

1. 太阳病证 太阳主表，其经脉循行于项背。外邪侵袭，多从膀胱经而入，正气抗邪出现太阳病证。太阳病的主脉主症，是脉浮，头项强痛而恶寒。由于感邪性质和体质差异，太阳病经证有中风与伤寒之别。

（1）太阳中风证 是指以风邪为主的风寒之邪侵犯太阳经脉，出现营卫不和的证候。

【临床表现】发热，恶风，头痛，脉浮缓，自汗出，时见鼻鸣干呕。

【治法与方剂】解肌发表，调和营卫。桂枝汤。

（2）太阳伤寒证 是指以寒邪为主的风寒之邪侵犯太阳经脉，导致卫阳被遏、营阴郁滞的证候。

【临床表现】发热，恶寒，头项强痛，体痛，无汗而喘，脉浮紧。

【治法与方剂】发汗解表，宣肺平喘。麻黄汤。

2. 阳明病证 太阳病未愈，邪气入里化热，属于里实热证。阳明指的是阳明经脉，太阳经邪不解，内传胃经，出现气分热盛证，再传大肠经，与肠中燥屎相结，形成腑实证。

（1）阳明病经证 指热入阳明胃经而肠道尚无燥屎内结的证候。

【临床表现】身大热，大汗出，大渴引饮，面赤心烦，舌苔黄燥，脉洪大。

【治法与方剂】清热生津。白虎汤。

（2）阳明病腑证 是指邪热传里与肠中糟粕相搏而成燥屎内结的证候。

【临床表现】日晡潮热，手足濈然汗出，脐腹部胀满疼痛，大便秘结，或腹中转矢气，甚者谵语、狂乱，不得眠，舌苔多厚黄干燥，边尖起芒刺，甚至焦黑燥裂。脉沉迟而实，或滑数等。

【治法与方剂】峻下热结。大承气汤。

3. 少阳病证 从病位来看，在表里之间。从病变机转上看，既不属表证，也不属里证，而是属于半表半里的热证。

【临床表现】口苦、咽干、目眩，往来寒热，胸胁苦满，默默不欲饮食，心烦喜呕，苔白或薄黄、脉弦等。

【治法与方剂】和解少阳。小柴胡汤。

4. 太阴病证 太阴病的性质属于里虚寒证。脾阳不足则邪从寒化，故太阴病属于里虚寒。

【临床表现】腹满而吐，食不下，自利，口不渴，时腹自痛。或舌苔白腻，脉沉缓而弱。

【治法与方剂】温中祛寒，益气健脾。理中汤。

5. 少阴病证 少阴经属于心肾，为水火之脏，心肾功能衰减，抗病力减弱，发为少阴病。少阴病既可寒化，又可热化，临床上有寒化、热化两种证候。

（1）少阴寒化证 少阴寒化证是少阴病过程中出现的全身性虚寒证。

【临床表现】无热恶寒，脉微细，但欲寐，四肢厥冷，下利清谷，呕不能食，或食入即吐；或脉微欲绝，反不恶寒，甚至面赤。

【治法与方剂】温中祛寒，益气健脾。四逆汤。

（2）少阴热化证 少阴热化证是阴虚阳亢，从阳化热的证候。

【临床表现】心烦不得卧，口燥咽干，舌尖红赤，脉细数。

【治法与方剂】扶阴散热，降火引元。黄连阿胶汤。

6. 厥阴病证 是病变的较后阶段，此阶段正气和病邪相争于内，错综复杂。足厥阴经属肝络胆而夹胃，故多表现出肝胆和胃的证候，特点是阴阳对峙、寒热交错。

【临床表现】消渴，气上冲心，心中疼热，饥而不欲食，食则吐蛔。

【治法与方剂】温中祛寒，益气健脾。乌梅丸。

（二）合病、并病、传经与直中

六经病证既有联系又有区别，某一经的病变，常常会涉及另一经，出现传变、合病、并病的证候。

1. 传经 是指病邪逐渐入里，由一经的证候转变为另一经的证候。

2. 合病 两经或三经的证候同时出现。

3. 并病 一经证候未罢，又出现另一经证候。

4. 直中 因为患者素体虚衰，病邪不经三阳传变，直接侵犯三阴经，称为"直中"。

二、卫气营血辨证

卫气营血辨证是叶天士创立的外感温热病的辨证方法，分为卫分证、气分证、营分证、血分证四类，反映不同的病理阶段，说明病位、病势和传变规律，指导临床。从病变部位看，卫分证主表，邪在肺与皮毛；气分证主里，病在胸、膈、胃、肠、胆等脏腑；营分证是热入于心营，病在心与心包络；血分证则邪热已入心、肝、肾，重在耗血、动血。

（一）卫气营血证候

1. 卫分证 指温热病邪侵犯肺卫，卫外功能失调所表现的证候。常见于温热病的初期。

【临床表现】发热，微恶风寒，舌边尖红，脉浮数，常伴头痛，咳嗽，口干微渴，咳嗽，咽喉肿痛等症。

【治法与方剂】辛凉解表，银翘散。

2. 气分证 指温热病邪内传脏腑，阳热亢盛的里实热证候。因邪热侵犯肺、胃等脏腑出现不同的见症。

【临床表现】发热不恶寒，反恶热，口渴，汗出，心烦，尿赤，舌红苔黄，脉数有力，并伴随相关脏腑不适的表现。

【治法与方剂】阳明气分热盛证：清热生津，用麻杏甘石汤。余热未清，气津两伤证：清热生津，益气和胃，用竹叶石膏汤。

3. 营分证 温热病邪内陷，劫灼营阴，心神被扰所表现的证候，是温热病过程中较为深重阶段。

【临床表现】身热夜甚，口不甚渴，心烦不寐，甚或神昏谵语，斑疹隐隐，舌质红绛无苔，脉细数。

【治法与方剂】清营解毒，透热养阴。用清营汤。

4. 血分证 温热病邪深入阴血导致耗血、动血、伤阴、动风所表现的一类证候，是温热病发展过程中最为深重的阶段。

【临床表现】身热夜甚，躁扰不宁，甚或昏狂，斑疹显露，色紫黑，吐血、衄血、便血、尿血，舌质深绛，脉细数。或见抽搐，颈项强直，角弓反张，目睛上视，牙关紧闭，脉弦数。或见持续低热，暮热早凉，五心烦热，神疲欲寐，耳聋，形瘦，脉虚细，或见手足蠕动，瘛疭等。

【治法与方剂】热盛动血：清热凉血，犀角地黄汤。热极生风：滋阴养血，柔肝息风，三甲复脉汤合大定风珠。邪留阴分，滋阴透热，青蒿鳖甲汤。

（二）卫气营血的传变规律

温热病卫气营血的传变规律多由卫分开始，渐次内传入气，然后入营、入血。它体现了温病发生发展的规律性。卫气营血的传变可分为顺传与逆传两种形式。顺传即按上述的次序传变，它体现了病邪由表入里、由浅入深，病情由轻而重的传变过程；而逆传则又指邪入卫分后，不经过气分阶段而直接深入营、血分，体现了疾病的急剧与重笃。

此外，温病的传变，由于病邪与机体反应性的特殊性，也有不按上述规律传变的，如发病之初无卫分阶段，而径见气分证与营分证；或卫分证未罢，又兼气分证，而致"卫气同病"；或气分证尚存，又出现营分证或血分证，称"气营两燔"或"气血两燔"。因此，温热病过程的证候的传变，卫气营血四个阶段有时不能截然分开，而是互相错杂而见，其形式较为复杂。

三、三焦辨证

三焦辨证是吴鞠通在《温病条辨》中创立温热病的一种辨证方法，主要是根据三焦部位划分，据温热病的传变规律，把温热病的证候分别纳入上、中、下三焦病证范围，用以阐述三焦所属脏腑在温病过程中的病机和证候特点，区分病位、病势，并说明证候之间的传变规律。

在三焦病证中，上焦包括肺经和心包经的病变，多见于温热病的初期；中焦包括胃经和脾经的病变，多见于温热病的中期或极期阶段，病情较重；下焦包括肾经和肝经的病变，多见于温热病的末期阶段，病情深重。

（一）三焦证候

1. 上焦病证　指温热之邪侵袭肺卫及陷入心包所表现的证候。温邪由口鼻而入犯肺，其病证有邪袭肺卫、热邪壅肺、邪陷心包的不同。

【临床表现】发热，微恶风寒，头痛，鼻塞，咳嗽，微汗，口干，舌边尖红，脉浮数；或身热烦渴，咳嗽，气喘，汗出，口渴，苔黄，脉数；甚则高热，神昏谵语或昏愦不语，舌謇肢厥，舌质红绛。

【治法与方剂】邪袭肺卫证：辛凉解表，宣肺泄热，银翘散或桑菊饮。肺热壅盛证：清热宣肺，麻杏石甘汤。湿热阻肺证：芳香辛散，宣气化湿，三仁汤。

2. 中焦病证　指温热之邪侵袭脾胃，邪从燥化或湿化所表现的证候。脾胃表里相属，但其性各异。胃喜润恶燥，邪入燥化，出现燥热证候；脾喜燥恶湿，邪入湿化，出现湿热证候。

【临床表现】若邪入燥化，则身热恶热，日晡益甚，面目俱赤，呼吸气粗，口唇干裂，渴喜冷饮，腹胀便秘，苔黄或焦黑，脉沉实；邪入湿化，则见身热不扬，头身困重，胸脘痞闷，泛恶欲呕，小便短黄灼热，大便不爽或溏泄，舌苔黄腻，脉濡数。

【治法与方剂】阳明热结证：软坚攻下泄热，调胃承气汤。湿热中阻证：辛开苦降，清化湿热，王氏连朴饮。

3. 下焦病证　指温病之邪传入下焦，耗伤肝肾阴液而表现的证候。

【临床表现】低热，手足心热甚于手足背，口干舌燥，颧赤，耳聋，神倦，舌红少苔脉虚数；或手足蠕动，时发抽搐，心悸怔忡，甚则时时欲脱。

【治法与方剂】肾精耗损证：滋补肝肾之阴，加减复脉汤。虚风内动证：滋阴息风，三甲复脉汤或大定风珠。

（二）三焦病证的传变

三焦病证的传变，一般由肺卫开始，有"顺传"和"逆传"两种方式。按照上、中、下三焦顺序传变即为"顺传"。标志着温病由浅入深，由轻到重的传变过程。若病邪从肺卫直入心包，则为"逆传"，表明邪热亢盛，正气内虚，病情危重。

在温病的发展过程中，三焦病证的传变，多数呈自上而下趋势。然而，由于病邪的性质不一，感邪的轻重不同，患者的体质各异，其传变亦有其他形式。如有的病在上焦经治而愈，并不传变；有发病之初即见中焦或下焦病证；还有两焦病证互见或病邪弥漫三焦者。

第七章　中医学防治观

中医学防治观，包括养生、康复、治则、治法等内容，是在整体观念和辨证论治指导下的关于疾病预防、治疗及机体康复的理论知识与方法。养生、治疗与康复虽然在研究对象、基本理论、具体方法、适应范围等方面不尽相同，但它们有着密切的联系和一致的目的，也体现了中医防重于治和防治结合的重要特色。

第一节　养生与康复

一、养生学说

（一）养生的概念

养生，又称道生、摄生、保生等。"养"即保养、调养、养护；"生"即生命。养生是采取一定措施保养生命，提高生命质量，延长寿命的理论与方法。养生学是中医学重要的组成部分，它是以中医理论为指导，探索和研究生命的规律，以颐养身心、增强体质、预防疾病的理论和方法为宗旨，进行综合性养生保健活动，从而达到强身防病防变防复，以延年益寿为目的的学科。

（二）养生的基本原则及方法

中医养生的实践基础丰富多彩，具体方法灵活多样，其基本原则可归纳为顺应自然、形神共养、动静结合、护正避邪、保精护肾、调养脾胃等。

1.顺应自然　人生长于天地之间，人体生命活动与大自然息息相关，自然界无论四时气候、昼夜晨昏的交替，还是天体运行、地理环境的演变，都直接或间接地影响着人体的生理和病理。因此，人类必须掌握和了解自然环境的特点，顺应自然界的运动变化来养生调摄，与天地阴阳保持协调平衡，使人体内外环境处于和谐状态。如《黄帝内经》根据四时气候变化规律，提出"春夏养阳，秋冬养阴"的方法，主张春夏季节，要顺应阳气升发的趋势，夜卧早起，多进行户外活动，漫步于空气清新之处，舒展形体，使阳气更加充盛；秋冬季节，要注意防寒保暖，适当调整作息时间，早卧晚起，以避肃杀寒凉之气，使阴精藏于体内，阳气不致妄泄。

2. 形神共养　形，指形体，包括肌肉、筋骨、血脉、脏腑等组织器官，是生命的物质基础；神，指生命活动的主宰，包括意识、思维、情感等精神活动。形与神相互依存，相互影响，构成统一而不可分割的整体，即形为神之基，神为形之主，无形则神无以附，无神则形不可活。因此，中医养生要形神共养，使形体健壮，精神充沛，以达身心合一，健康长寿。"调神"主要有清净养神、四气调神、疏导养神、修身怡神。"保形"重在保养精血。《景岳全书》曰："精血即形也，形即精血。"可用药物调养及饮食调养，以保养形体。此外，还可通过运动锻炼，以达保养形体之目的。炼形的方法包括太极、导引、按摩等。

3. 动静结合　动与静是自然界物质运动的两种形式，也是人体生命状态及生理功能的两种运动形式。如五脏藏而不泻，主静；六腑泻而不藏，主动。只有动静结合，刚柔相济，才能保持人体阴阳、气血、脏腑、经络等生理活动协调平衡，进而健康无病。养生常采用"动以养形，静以养神"的方法。形体之动可促进精气流通，气血畅达，经络通利，增强抗御病邪能力；静而乏动则易导致精气郁滞、气血凝结，久即多病损寿。动形之法多种多样，如劳动、体育运动、舞蹈、散步、导引、按跷等。静以养神，神藏而不妄耗，方能生命力旺盛，健康长寿。《素问·痹论》曰："静则神藏，躁则消亡。"静神养生的方法有多种，如修身养性、少私寡欲、省思少虑、调摄情志、抑目静耳、常练静功等。

4. 护正避邪　正气的虚衰是疾病的发生和早衰的主要原因。保养正气的方法有少言语养正气、戒色欲养精气、薄滋味养血气、咽津液养脏气、莫嗔怒养肝气、美饮食养胃气、少思虑养心气等。养生学在强调保护正气的同时，也注重对邪气的预防。无论何种邪气入侵，都会扰乱脏腑气血的正常功能，不同程度地耗散人的精气。避邪的目的是为了保护正气，正如王冰所言"欲养其正，避彼虚邪"。避邪，要避免四时不正之气、疫气、雾露、山岚瘴气及环境污染对人体造成的损害。

5. 保精护肾　肾为先天之本，水火之宅，受五脏六腑之精而藏之，是元气、阴精的生发之源，生命活动的调节中心。肾中精气阴阳的盛衰，直接关系到人的生长发育及衰老速度。肾气充足，则精神健旺，身体健康，寿命延长；肾气衰少，则精神疲惫，体弱多病，寿命短夭。正如明代虞抟《医学正传·医学或问》所说："肾元盛则寿延，肾元衰则寿夭。"调养肾精的方法有节欲保精、运动保健、导引补肾、按摩益肾、食疗补肾、药物调养等。

6. 调养脾胃　脾胃为"后天之本""气血生化之源"，脾胃的强弱是决定人之寿夭的重要因素。《图书编·脏气脏德》曰："养脾者，养气也，养气者，养生之要也。"脾胃强健，气血化源充足，脏腑功能强盛，保证生命活动协调平衡；脾胃虚衰则百病丛生。调养脾胃的具体方法，如饮食调节、药物调养、精神调摄、针灸按摩、气功调养、起居劳逸调摄等，皆可达到健运脾胃、调理后天、延年益寿的目的。

二、康复学说

（一）康复的概念

康复，即恢复健康，是指通过综合、协调地应用各种措施，消除或减轻病、伤、残者身心、社会功能障碍，达到或保持最佳功能水平，增强自立能力，使其重返社会，提高生存质量的理论及方法。中医康复学是以中医理论为指导，研究各种有利于疾病康复的方法和手段，使伤残者、慢性病者、老年病者及急性病缓解期患者的身体功能和精神状态最大限度地恢复健康的综合性学科。

（二）康复的基本原则

康复的目的，旨在促进和恢复病伤残者的身心健康。其基本原则包括形神结合、内外结合、药食结合、自然康复与治疗康复结合等。

1. 形神结合　形神结合指形体保养与精神调摄相结合。疾病的发生和发展变化，是形神失调的结果。因此，康复医疗必须从形和神两方面进行调理。养形，一是重在补益精血，二是注意适当运动，以促进周身气血运行，增强抗病祛邪的能力。调神主要是通过语言疏导、以情制情、娱乐等方法，使患者摒除一切有害的情绪，创造良好的心境，保持乐观开朗、心平气和的精神状态，以避免病情恶化。如此形体安康，精神健旺，以达形与神俱、身心康复的目的。

2. 内外结合　内外结合指内治法与外治法相结合。内治法，主要指药物、饮食等内服的方法；外治法，包括针灸、推拿、气功、体育锻炼、药物外用等多种方法。内治法可恢复和改善脏腑组织的功能活动，外治法则能疏通体内阴阳气血的运行。故内外结合并用，综合调治，能促进患者的整体康复。一般来说，病在脏腑者，以内治为主，配合外治；病在经络者，以外治为主，配合内治；若脏腑、经络同病者，则内治与外治并重。如眩晕常以药物内治为主，配合针灸、推拿、磁疗等外治之法；颈椎病则以牵引、针灸、推拿等外治为主，配合药物进行内治。

3. 药食结合　药食结合指药物治疗与饮食调养相结合。药物治疗具有康复作用强、见效快的特点，是康复医疗的主要措施。但恢复期的患者大多病情复杂，病程较长，服药过久，既难以坚持，又可能会损伤脾胃功能，或出现一些副作用。饮食虽不能直接祛邪，但能通过促进脏腑功能，达到调整阴阳、促进疾病康复的目的；而且饮食具有制作简单、味道适口、易被患者接受、便于长期服用等特点。因此，以辨证论治为基础，有选择地服用某些食物，做到药食结合，不仅能增强疗效，相辅相成，发挥协同作用；也可减少药量，预防药物的副作用，缩短康复所需的时间。

4. 自然康复与治疗康复结合　自然康复是借助自然因素对人体的影响，来促进人体身心健康。自然界为人类生存提供了必要的条件，如阳光、空气、泉水、高山、河流、森林等，充分地、合理地利用大自然赋予的资源，可促进人体身心健康。温泉疗法、日光疗法、泥土疗法、森林疗法等传统疗法，能弥补人类技术领域在医学方面的不足。如顽固不愈的风湿性关节炎，炎夏时去吐鲁番进行沙疗，往往能拔除病根，其效果超过任何现代医疗康复手段。因此，在运用药物、针灸、气功等康复方法的同时，可以有选择性和针对性地结合自然康复法，利用这些自然因素对人体不同的作用，以提高康复的效果。

（三）中医康复的主要方法

在中医康复基本原则的指导下，在临床康复治疗的过程中，不仅可以选用药物、饮食、针灸、气功等康复方法，还需要患者自我调摄、自我保健的相互配合，才能取得最佳的疗效。常用的康复方法包括：

1. 精神康复法　医生以某种言行或情志相胜理论，影响患者的感受、认识、情绪和行为等，以改善和消除患者的不良情志反应，促使其身心健康。

2. 饮食康复法　是指有针对性地选择适宜的饮食品种，或药食相配，以调节饮食的质量，促使人体疾病康复的方法，又称食疗。运用饮食健康法，一要注意辨证进食，二要重视饮食禁忌。

3. 药物康复法　是指运用药物进行调理，以减轻或消除患者功能障碍的方法。内服药物康复不外乎扶正与祛邪两方面。由于康复患者大多属虚证或虚中夹实证，故以扶正为主，兼顾祛邪，是药物康复法的基本原则。对于多种皮肤病、筋骨痹痛可采取外治法。

4. 针灸推拿气功康复法　指运用针刺、艾灸、推拿、气功等方法来刺激患者某些穴位或特定部位，激发、疏通经络气血的运行，以恢复脏腑经络生理功能。

5. 运动康复法　是指患者通过体育运动的锻炼，促进气血运行调畅，调养身心，祛除疾病，促使其身心日渐康复的方法。运动康复法要因人因病而异，有针对性地选择合理的运动项目，以求获取最佳的效果。

6. 自然康复法　亦称环境康复法，是指充分利用自然环境所提供的各种有利因素，以促进疾病的痊愈和身心康复的一类方法。常见的有泉水疗法、日光疗法、热沙疗法、泥土疗法等。

第二节 治则与治法

治则，是治疗疾病时必须遵循的基本原则，对临床的具体立法、处方、用药等具有普遍指导意义。治法，以治疗原则为指导，针对不同病证采用的具体治疗方法与手段。治病求本就是治疗疾病时，必须寻找出疾病的本质，并针对其本质进行治疗。治病求本是中医治疗疾病的指导思想，是中医治则体系的最高层次。

一、治则

治则是在认识疾病发生发展普遍规律的基础上，总结出来的治疗疾病的总原则，是从整体上把握治疗疾病的规律，包括正治与反治、治标与治本、扶正与祛邪、调整阴阳、三因制宜。

（一）正治与反治

正治，指逆其病证性质而治的治疗原则，又称逆治。适用于疾病征象与本质一致的病变。常用方法有寒者热之、热者寒之、虚则补之、实则泻之。

反治，指顺从病证假象性质而治的治疗原则，又称从治。适用于疾病征象与本质不一致的真热假寒证、真寒假热证、真虚假实证、真实假虚证。相应的治法有寒因寒用、热因热用、塞因塞用、通因通用。

（二）治标与治本

标和本是一个相对概念，如就医患而言，患者为本，医生为标；以正邪言，正为本，邪为标；病因为本，症状为标；先病旧病为本，后病新病为标；病在内在下为本，病在外在上为标等。

治标与治本的运用原则有：缓则治本，急则治标，标本兼治。当病情缓和，病势迁延，暂无急重病状时，宜缓治其本。当标病急重，或出现危及生命的症状时，宜急治其标，标病缓解再治本病。当标本并重时，则需标本兼顾。

（三）扶正与祛邪

扶正，即扶助正气，增强体质，提高机体的抗邪能力。扶正多用补虚方法，即"虚则补之"，如益气、养血、滋阴、温阳等。

祛邪，即祛除邪气，减轻或排除邪气的损害，使邪去正安。祛邪多用泻实方法，即"实则泻之"，如发汗、涌吐、攻下、化痰、活血等。

临床运用时要仔细分析正邪力量的对比，辨别病证的虚实，决定扶正与祛邪的主次和先后，分别采取：单扶正，单祛邪，或先祛邪后扶正、先扶正后祛邪，或扶正祛邪并用。总以"扶正而不留邪，祛邪而不伤正"为原则。

（四）调整阴阳

由于阴阳失调是疾病发生的基本原因，因此，调整阴阳，补偏救弊，"以平为期"是中医治疗疾病的根本法则。

1. 损其有余　针对阴或阳偏盛的实证，用"实则泻之"的方法。如"阳胜则热"的实热证，应"热者寒之"，用寒凉药清泄其阳热；"阴胜则寒"的实寒证，应"寒者热之"，用温热药驱散其阴寒。另外，在调整阴阳偏盛时，还当兼顾其不足，配以滋阴或扶阳法。

2. 补其不足　针对阴或阳偏衰的虚证，用"虚则补之"的方法。如对"阴虚则热"的虚热证，治宜滋阴以制阳，即"壮水之主，以制阳光"；对"阳虚则寒"的虚寒证，治宜扶阳以制阴，即"益火之源，以消阴翳"。另外，根据阴阳互根理论，治疗阳虚证时，在温阳剂中适当佐入补阴药，则阳得阴助而生化无穷，此谓阴中求阳法；治疗阴虚证时，在滋阴剂中适当佐入补阳药，则阴得阳升而泉源不竭，此谓阳中求阴法。若阴阳互损，形成阴阳两虚，则应阴阳双补。

（五）三因制宜

三因制宜，是指治疗疾病时，必须考虑时令、地域环境及患者年龄、性别、体质的特点，制定适宜的治疗方法。

1. 因时制宜　即根据时令气候特点的不同而选择适宜治法方药的治疗原则。如春夏阳盛，腠理疏松，应慎用辛温发散；秋冬阴盛，腠理致密，阳气内敛，应慎用寒凉；暑天多湿热宜兼利湿，秋季多燥宜兼润燥。

2. 因地制宜　即根据地域环境的不同而选择适宜治法方药的治疗原则。如东南温暖潮湿，病多温热或湿热，治宜苦寒清化；西北天寒地燥，病多燥寒，治宜辛温润燥。又如同是感冒风寒证，治宜辛温发汗解表：西北地区，药量宜重，且多用麻黄、桂枝；东南地区，药量宜轻，且多用荆芥、苏叶等。

3. 因人制宜　即根据患者的年龄、性别、体质、生活习惯等的不同而选择适宜的治法方药的治疗原则。如小儿发病易寒易热，易虚易实，病情变化较快，治疗药量宜轻，忌用峻攻，慎用补益；老年人多虚证或虚中夹实证，治疗偏于补益，或攻补兼施。妇女用药，应考虑经、带、胎、产等情况，妊娠期禁用攻下、破血、滑利、走窜及有毒药品，产后应兼顾气血亏虚、恶露等。体质壮实者药量稍重，体质偏弱者药量宜轻。阳盛或阴虚之体，慎用温热；阴盛或阳虚之体，慎用寒凉。

二、治法

治法是在治则指导下确立的治疗大法和治疗措施，包括汗、吐、下、和、温、清、消、补"八法"，是治法中的较高层次。

（一）汗法

汗法，运用发汗宣肺的方药，祛除肌表之邪治疗表证的治法，亦称解表法。适用于外感表证，以及麻疹初起、疮疡初起、水肿腰以上肿甚等病证。

辛温解表法适用于外感风寒表证，方如麻黄汤、桂枝汤；辛凉解表法适用于外感风热表证，方如银翘散、桑菊饮。若素体虚弱，复有表证，则应扶正解表，如益气解表的人参败毒散、滋阴解表的加减葳蕤汤，助阳解表的麻黄附子细辛汤。

（二）吐法

吐法，运用涌吐方药或手法刺激使患者发生呕吐，治疗痰涎、宿食、毒物等病证的治法。适应于病邪留滞于咽喉、胸膈、胃脘，病情急迫的实证。包括：催吐力量比较温和的缓吐法，如参芦散；催吐力量较强的峻吐法，如瓜蒂散；用于开关急救的涌吐，如通关散、救急稀涎散。

（三）下法

下法，是运用通便、逐水、润肠作用的方药，攻逐体内蕴结实邪从下窍而出，治疗里实证的治法。适用于宿食、结粪、停水、蓄血等实邪内结，腑气不通的多种病证。

下法分为多种：寒下适用于里实热证之燥屎内结、痢疾、肠痈初起等，如大承气汤、大黄牡丹汤。温下适用于寒痰结滞、胃肠冷积、寒实结胸及大便不通之病证，如大黄附子汤、温脾汤。润下适用于津液不足、阴虚血少的大便不通，如麻仁丸、黄龙汤。逐水适用于水饮停聚的病证，如十枣汤、舟车丸等。

（四）和法

和法，运用和解或调和的方法，祛除半表半里之邪，或调和脏腑阴阳表里失和之证的治法。适用于外感热病的邪居少阳、邪伏膜原、邪留三焦和内伤杂病的肝脾不和、胆胃不和、肠胃不和及疟疾诸类病证。

和解少阳，如小柴胡汤；开达膜原，适用于瘟疫或疟邪伏于膜原，如达原饮；分消上下，适温化三焦湿热，如三仁汤；调和肝脾，如逍遥散、痛泻要方；调和胆胃，如温胆汤、蒿芩清胆汤；调和肠胃，如半夏泻心汤等。

（五）温法

温法，是运用温热性质的方药，来温里助阳、祛散寒邪，以治疗里寒证的治法。适用于脏腑虚寒内生，或外寒直入于里的诸种寒实证。

温中散寒，适用于脾胃虚寒证，如理中丸、小建中汤；温经散寒，适用于寒滞经脉的寒痹证，如当归四逆汤、乌头汤；回阳救逆，适用于阳气虚脱，阴寒内盛之证，如四逆汤等。另外，温肺化饮、温肾利水、温胃理气等都属温法。

（六）清法

清法，是运用寒凉清热的方药，来清除热邪、消退虚热，以治疗里热证的方法。适用于里热证、火证、热毒证及虚热证等。

清气分热，适用于气分热炽，热盛津伤证，如白虎汤、竹叶石膏汤；清营凉血，适用于热入营血证，如清营汤、犀角地黄汤。清热解毒，适用于热毒炽盛证，如黄连解毒汤。清热解暑，适用于暑热证，如新加香薷饮、清暑益气汤。清脏腑热，适用于邪热偏盛于某一脏腑的热证，如清肺泄热泻白散，清心泻火导赤散，清泻肝胆实火龙胆泻肝汤，清胃凉血清胃散。清退虚热，适用于阴虚内热，虚火偏亢的青蒿鳖甲汤、清骨散。

（七）消法

消法，是运用消食导滞、行气、活血、化痰、利水、祛湿等方药，使积聚有形的实邪渐消缓散的治法。适用于饮食停滞、气滞血瘀、癥瘕积聚、痰核瘰疬、水湿内停、疳积虫积等证。

消食导滞法，适用于食积内停证，如保和丸、枳实导滞丸；消痞软坚，适用于气血痰瘀结聚日久所致的积聚癥瘕、瘰疬痰核等病证，如枳实消痞丸、血府逐瘀汤、消瘰丸等；消痈散结，适用于痈疽疔疖等疮毒结聚的初期，如五味消毒饮、仙方活命饮等。

（八）补法

补法，是运用具有补益作用的方药，恢复机体正气，以治疗各种虚证的治法。适用于各种原因造成的脏腑阴、阳、气、血、精、液亏虚的病证。

补气法，以脾肺气虚为主，如四君子汤、补中益气汤；补血法，主要为心肝血虚，如四物汤、归脾汤；补阴法，适用于五脏阴精或津液不足，如六味地黄丸、左归丸、沙参麦冬汤、天王补心丹；补阳法，以肾阳虚为主，肾气丸、右归丸等。

补法运用既应按气血阴阳之虚，择重而补，又要根据气血互生、阴阳互根的关系，配合补养；要辨明虚实真假，"大实有羸状"者禁补；体内有外邪者慎用，防止"闭门留寇"；补药多有壅滞之弊，注意补而不滞，适当加入流通气血津液之品，以防壅滞呆胃。

主要参考书目

［1］印会河．中医基础理论．上海：上海科学技术出版社，1984.

［2］张登本．中医学基础．北京：中国中医药出版社，2003.

［3］孙广仁，郑洪新．中医基础理论．3版．北京：中国中医药出版社，2012.

［4］王键．中医基础理论．2版．北京：中国中医药出版社，2016.

［5］郑洪新．中医基础理论专论．北京：中国中医药出版社，2016.

［6］高思华，王键．中医基础理论．3版．北京：人民卫生出版社，2016.

［7］司富春，崔姗姗．中医理论基础．郑州：河南科学技术出版社，2016.

［8］谢宁，张国霞．中医学基础．4版．北京：中国中医药出版社，2016.

［9］吕志平，董志平．中医基础理论．2版．北京：科学技术出版社，2017.

［10］郑洪新．中医学基础．2版．北京：科学出版社，2017.

［11］张介宾．类经．北京：人民卫生出版社，1964.

［12］黄帝内经素问吴注．济南：山东科学技术出版社，1984.

［13］朱文峰．中医诊断学．北京：中国中医药出版社，2002.

［14］李灿东．中医诊断学．北京：中国中医药出版社，2016.

［15］陈家旭，邹小娟．中医诊断学．北京：人民卫生出版社，2016.

［16］王庆国．伤寒论选读．北京：中国中医药出版社，2016.

［17］马键．温病学．北京：中国中医药出版社，2016.

［18］朱文峰，袁肇凯．中医诊断学．2版．北京：人民卫生出版社，2015.

［19］郭海英．中医养生学．北京：中国中医药出版社，2009.

［20］王旭东．中医养生康复学．北京：中国中医药出版社，2004.

［21］邱德文，张荣川．中医治法十论．贵州：贵州人民出版社，1981.

［22］李冀．方剂学．3版．北京：中国中医药出版社，2012.

［23］侯树平．中医治法学．北京：中国中医药出版社，2015.